Vacinas e Reativação do CMV

Antonio de Boston

Vacinas e Reativação do CMV Copyright © 2023 por Antonio de Boston

Todos os direitos reservados. Nenhuma parte deste livro pode ser reproduzida de qualquer forma sem permissão por escrito do editor ou autor, exceto conforme permitido pela lei de direitos autorais dos Estados Unidos. Esta publicação destina-se a fornecer informações precisas e autorizadas em relação ao assunto abordado. É vendido com o entendimento de que nem o autor nem o editor estão envolvidos na prestação de serviços jurídicos, de investimentos, contábeis ou outros serviços profissionais. Embora a editora e o autor tenham envidado seus melhores esforços na preparação deste livro, eles não fazem representações ou garantias com relação à precisão ou integridade do conteúdo deste livro e negam especificamente quaisquer garantias implícitas de comercialização ou adequação a uma finalidade específica. Nenhuma garantia pode ser criada ou estendida por representantes de vendas ou materiais de vendas escritos. Os conselhos e estratégias aqui contidos podem não ser adequados para sua situação. Você deve consultar um profissional quando apropriado. Nem o editor nem o autor serão responsabilizados por qualquer perda de lucro ou quaisquer outros danos comerciais, incluindo, entre outros, danos especiais, incidentais, consequentes, pessoais ou outros.

conteúdo do livro

Capítulo 1: Vacinas e Reativação do CMV

Capítulo 2: Hipótese da guerra de vírus

Capítulo 3: Guerra Subterrânea

Capítulo 1: Vacinas e Reativação do CMV

A patogênese do COVID-19 (coronavírus) leva ao que é chamado de síndrome do desconforto respiratório agudo (SDRA) e afetou o mundo inteiro. O surto teve origem em Wuhan, China, em dezembro de 2019 e começou a se espalhar globalmente em meados de janeiro de 2020. Em março daquele ano, a Organização Mundial da Saúde reconheceu oficialmente o surto de coronavírus como uma doença pandêmica. Os sintomas mais comuns da infecção por COVID-19 são febre, fadiga, tosse e falta de ar, sendo os efeitos mais significativos a inflamação e o estresse oxidativo que levam à Síndrome do Desconforto Respiratório Agudo (SDRA) e danos aos órgãos. O sintoma mais comum que leva à internação hospitalar é a falta de ar. A partir do final de 2020, várias vacinas foram lançadas para serem administradas à população em geral. A vacina Moderna desenvolvida em Cambridge, Massachusetts, foi confirmada em ensaios clínicos para ter uma eficácia de 94%. A vacina AstraZeneca ChAdOx1, desenvolvida pela Universidade de Oxford, no Reino Unido, tem eficácia de 90%. A vacina também foi testada no Brasil, Estados Unidos, Índia e África do Sul. Em 2020, as empresas alemãs e americanas BioNtech e Pfizer começaram a testar a vacina BNT162, que apresentou eficácia de 95% - uma eficácia de 94% em pessoas com 65 anos ou mais. A empresa norte-americana Johnson and Johnson desenvolveu uma vacina com eficácia de 85%. As primeiras indicações mostraram que as vacinas reduziram a chance de infecção e disseminação da variante COVID-19 Alpha. A eficácia das vacinas, no entanto, começou a cair à medida que a nova variante Delta do COVID-19 começou a se espalhar pelo mundo. Originou-se na Índia em fevereiro de 2021 e foi confirmado como muito mais infeccioso e transmissível do que a variante Alpha original. A eficácia das vacinas é reduzida contra a variante Delta, de acordo com pesquisadores de vacinas. A redução percentual varia. Um estudo dos EUA descobriu que a eficácia da vacina da PfizerBioNtech contra a Delta é de 88%, enquanto um estudo israelense descobriu que a mesma vacina é de apenas 64%. eficaz. Este livro pretende examinar os efeitos adversos da vacina e como ela se relaciona com a reativação do citomegalovírus e também defender o uso isolado da vitamina E como uma medida que poderia hipoteticamente aliviar a fadiga sintomática e a falta de ar nas infecções por COVID-19 e, assim, possivelmente reduzir internações hospitalares e em UTI.

Em junho e julho de 2021, um pequeno número de casos inovadores foi relatado globalmente. Os vacinados parcial e totalmente vacinados testaram positivo para COVID-19 com sintomas leves. Alguns foram internados no hospital com sintomas mais graves e alguns foram internados na UTI. Isso correspondeu a um aumento maior de infecções por COVID-19 em não vacinados, muitos dos quais hesitam em receber a vacina Covid-19 devido a relatos de efeitos adversos. Os hospitais relataram que uma porcentagem maior dos hospitalizados e admitidos na UTI com infecção grave por Covid não foram vacinados. Também foi relatado que um número maior de jovens não vacinados está sendo hospitalizado com casos graves como resultado da variante Delta.

Milhares de efeitos adversos fatais relacionados à vacina, variando de coágulos sanguíneos mortais a inflamação cardíaca e morte súbita cardíaca, foram relatados ao VAERS Vaccine Adverse Effects Reporting System. Historicamente, estima-se que os relatórios no sistema de relatórios VAERS sejam aproximadamente um por cento dos casos reais. No passado, produtos farmacêuticos e outras vacinas foram suspensos por apenas dezenas de relatos de efeitos adversos. A vacina contra a gripe suína em 1976 foi descontinuada quando 15 mortes foram relatadas como resultado da vacina.

Outro fator que levou à hesitação da vacina foi baseado em como o CDC começou a mudar sua orientação sobre o que as vacinas eram capazes de alcançar no combate ao COVID-19. A princípio, afirmava-se que se uma pessoa fosse vacinada contra a COVID-19, não precisava mais ficar em quarentena e usar máscara. Presumivelmente, isso significava que as vacinas limitavam a propagação do vírus. No entanto, a confusão se instalou quando o CDC mais tarde mudou seu aviso e alertou que as vacinas não impediam a propagação do vírus, mas apenas evitavam doenças graves e a morte. Em outubro de 2022, o porta-voz da Pfizer admitiu durante uma audiência no Parlamento Europeu que a vacina COVID-19 nunca foi testada em sua capacidade de impedir a propagação do vírus. Posteriormente, este livro explica por que a vacina aumenta o risco de infecção, mas diminui as chances de doenças graves e morte, o que teoricamente permite que o vírus viva mais e sofra mutações. A ciência por trás da vacina de mRNA é suficiente para chegar a essa conclusão.

A ofuscação de informações sobre a vacina e suas capacidades fomentou a desconfiança, bem como um grande número de teorias da conspiração, muitas das quais envolvem ideias de que o COVID-19 era uma farsa e que a vacina deveria matar e reduzir a população. Claro, existe o outro extremo que acredita que a vacina não causa eventos adversos e que os milhões de eventos adversos relatados no VAERS são simplesmente informações exageradas e fictícias colocadas ali por atores hostis. No momento, a comunidade médica está tentando navegar nessa dinâmica revoltante de extremos que estão usando a situação do COVID-19 para justificar sua visão política pessoal. Sustenta-se que qualquer um que questione a segurança da vacina é um teórico da conspiração de extrema direita. Enquanto aqueles que defendem a vacina são especialistas de extrema esquerda empenhados em reduzir a população. Este livro fará o que deveria ter sido feito desde o início do lançamento da vacina, ou seja, examinar objetivamente as informações sobre por que os efeitos adversos estão acontecendo a uma pequena parcela da população, em vez de descartar ou ofuscar esses dados por medo de dar aumentar a hesitação vacinal. Ocultar os dados apenas impede que surja uma situação em que todos saem ganhando, o que levaria a um resultado de maior segurança.

A vacina, assim como o mascaramento, funcionou de forma eficaz para a maioria das pessoas quando se trata de prevenir doenças graves e morte por COVID-19. As vacinas não impedem a propagação, mas evitam que grande parte da população morra de COVID-19 grave. Alguns infelizes, no entanto, experimentaram efeitos colaterais neurológicos e cardíacos permanentes da vacina, e milhares morreram de complicações como miocardite e coágulos sanguíneos. Desde o início da pandemia e do programa de vacinas, houve um aumento significativo de morte súbita cardíaca em comparação com anos anteriores, mesmo entre jovens atletas. Os pesquisadores do Cedars-Sinai usaram dados do CDC e calcularam que 143.787 mortes por ataque cardíaco ocorreram no ano anterior à pandemia. Esse número aumentou 14% no ano seguinte, em 2021, para 164.096. O aumento foi mais significativo entre aqueles com idades entre 25 e 44 anos. Os pesquisadores observaram para 2021 que a taxa de ataque cardíaco observada versus prevista entre jovens entre 25 e 44 anos aumentou 30%.

Apenas a partir dos dados que mostram que os ataques cardíacos aumentaram em 2020, mesmo antes do lançamento da vacina, torna-se difícil destacar a vacina como o único causador do aumento nas mortes relacionadas ao coração. A esse respeito, torna-se justificado identificar o antígeno do vírus COVID-19 como o culpado - o que significa que a exposição ao COVID-19 por infecção, vacinação com vetor viral ou vacinação com mRNA pode colocar uma pessoa em risco de efeito adverso de morte súbita cardíaca ou ataque cardíaco porque em todos os três casos, o corpo torna-se imunossuprimido em meio à exposição ao antígeno, que neste caso são as proteínas spike.

Ao longo desta redação, pode-se conectar o COVID-19 e as vacinas COVID-19 à reativação do CMV. Nos infectados com COVID-19 grave, essa reativação do CMV ocorre à medida que a doença progride entre os já imunocomprometidos ou aqueles que se tornam imunocomprometidos por meio dos efeitos patogênicos do COVID-19. Um estudo intitulado "Reativação sanguínea de citomegalovírus em pacientes críticos com COVID-19: fatores de risco e impacto na mortalidade" constatou que 88 pacientes de 431 internados na UTI por COVID-19 grave entre fevereiro de

2020 e julho de 2021 apresentaram sinais de reativação do CMV. Maior mortalidade também foi observada entre aqueles com reativação do CMV. Por outro lado, quando se trata de vacinação, os vacinados contra a COVID-19 podem sofrer reativação do CMV por imunossupressão via vacina. Em ambos os casos, as complicações da reativação do CMV, que podem resultar em uma série de reações adversas, como coágulos sanguíneos, morte súbita induzida por miocardite e síndrome de Gullain-Barre, são o resultado da patogênese do CMV, que eu suponho ser hiper-homocisteinemia grave, que leva a uma volume médio de plaquetas elevado (MPV) que desencadeia trombose e trombocitopenia, potencialmente levando a complicações fatais de coágulos sanguíneos, miocardite e síndrome de Guillain Barre, especialmente entre os mais jovens, uma vez que a suscetibilidade à reativação do CMV é maior entre aqueles na faixa etária entre 15 e 45. Os sintomas de hiper-homocisteinemia refletem os sintomas experimentados por aqueles que tomaram as vacinas COVID-19. Os sintomas de níveis elevados de homocitocina são pele pálida, fraqueza, fadiga, sensações de formigamento que parecem alfinetes e agulhas nas mãos, braços, pernas ou pés. Outros sintomas são tonturas, feridas na boca e alterações de humor, bem como sintomas neurológicos. Todos esses são sintomas relatados por quem foi vacinado recentemente. Altos níveis de homocisteína podem danificar o revestimento das artérias e fazer com que o sangue coagule com muita facilidade, causando um derrame, ataque cardíaco ou embolia pulmonar, independentemente das atividades que promovem a circulação sanguínea. Normalmente, se uma pessoa é sentenária por um longo período de tempo, sem se mover por horas, o risco de um coágulo sanguíneo aumenta como resultado de sua inatividade. Mas níveis extremamente altos de homocisteína podem aumentar o risco de coágulos sanguíneos, mesmo se fisicamente ativos. E isso se deve ao quão ativadas são as plaquetas sanguíneas. Aqueles que têm uma alta ingestão de cafeína correm maior risco de efeitos adversos da reativação do CMV e subsequente hiper-homocisteinemia. Na verdade, qualquer coisa que antagonize a vitamina B12 aumentaria o risco de homocistenemia. Estes incluem potássio e vitamina C. Assim, podemos inferir que B12 e outras vitaminas do complexo B desempenhariam um papel na mitigação dos efeitos adversos da vacina. Afiar a homocisteína como culpada pelos efeitos adversos pode ser a única maneira de distinguir indivíduos vacinados que não sofrem efeitos adversos daqueles que sofrem. Nesse sentido, abre as portas para que o programa de vacinas continue com uma leve modulação que possa minimizar ainda mais o número de efeitos adversos relatados, salvando vidas e evitando que pessoas sofram de COVID-19 grave e morram.

Mas enquanto isso, o número crescente de efeitos adversos relatados estava sendo descartado como insignificante. Não seria até outubro de

2022 que o CDC liberaria dados de seu programa de dados V-safe, que era um aplicativo para smartphone no qual indivíduos vacinados poderiam relatar sintomas pós-vacinação ao CDC. O CDC monitorou as informações, mas as manteve em sigilo até que ações judiciais da Rede de Ação de Consentimento Informado (ICAN) levaram a uma ordem judicial que exigia que o CDC divulgasse as informações. Os dados mostraram que cerca de 8% dos participantes tiveram uma reação adversa que exigiu intervenção médica. Os dados mais recentes do Vaccine Adverse Event Reporting System (VAERS) de dezembro de 2022 contêm relatórios de 1.494.382 eventos adversos após a vacinação com COVID-19 entre 14 de dezembro de 2020 e 30 de dezembro de 2022. Nesse número, houve 33.469 casos relatados de morte, 273.916 relataram casos de lesões graves. Nas 33.469 mortes relatadas, 21.074 desses casos foram atribuídos à vacina Pfizer, 9.330 à vacina Moderna e 2.896 à vacina Johnson & Johnson. Nos dados de mortes relatadas, 9% ocorreram logo após a vacinação – ou seja, 24 horas após a vacinação. 13% ocorreram dentro de 48 horas após a vacinação.

Relativamente falando, este é um número pequeno, mas extremamente significativo, de efeitos adversos associados às vacinas COVID-19 (coronavírus), especialmente considerando o fato de que outros tratamentos e vacinas foram descontinuados após uma série de relatórios que não vêm em qualquer lugar perto dos números do relatório de efeitos adversos do COVID-19. Em 2021, a vacina Johnson e Johnson foi restrita pela Food and Drug Administration devido ao grande número de coágulos sanguíneos relatados. A formação de coágulos sanguíneos devido ao COVID-19 e às vacinas decorre de uma doença chamada trombose com trombocitopenia. A trombocitopenia é uma condição em que a contagem de plaquetas é muito baixa e, como resultado, uma pessoa corre o risco de sangramento excessivo e hemorragia. A trombose, por outro lado, é uma condição na qual a contagem de plaquetas é muito alta, colocando o corpo em risco de coágulos sanguíneos. O efeito combinado de trombocitopenia e trombose criou um enigma médico. Como tratar um paciente com COVID-19 com baixa contagem de plaquetas combinada com alto risco de coagulação sanguínea? Em retrospecto, foram principalmente os coágulos sanguíneos que afetaram os pacientes infectados com COVID-19, bem como uma pequena porcentagem de pessoas que tomaram a vacina COVID-19. O fator responsável por esse desfecho foi o volume médio de plaquetas (VPM) elevado. Quando o MPV é elevado, o risco de coágulos sanguíneos aumenta mesmo com baixa contagem de plaquetas. As plaquetas altamente ativadas, mesmo que em número baixo, ainda podem entrar em circulação e formar coágulos. Essa patologia do COVID-19 está relacionada à própria infecção viral ou a uma reativação do citomegalovírus (CMV), que pode ocorrer em pessoas imunocomprometidas ou imunocomprimidas devido à infecção pelo COVID-19 ou à vacina COVID-19.

As vacinas de mRNA COVID-19 podem estar induzindo uma imunossupressão temporária de curta duração, permitindo que o citomegalovírus (CMV) seja reativado em algumas pessoas em casos muito raros. Esta reativação do citomegalovírus pode, em raras circunstâncias, causar miocardite e síndrome de Guillain-Barré e uma série de outras doenças. O citomegalovírus é altamente onipresente na natureza e comum em pessoas de todas as idades e faz parte de uma família de herpesvírus que são a causa da varicela e da mononucleose em adolescentes. Após a infecção, o CMV permanece inativo no corpo da maioria dos seres humanos ao longo de suas vidas, mas pode ser reativado durante a supressão imunológica. Uma suscetibilidade decrescente ao CMV em homens com mais de 45 anos pode ser a razão pela qual casos raros de miocardite estão ocorrendo em pessoas mais jovens que tomaram a vacina de mRNA. A suscetibilidade ao CMV aumenta entre 16 e 45 anos, o que pode explicar o alto número de eventos adversos induzidos por vacinas em jovens. Além disso, tratamentos, medicamentos e até vacinas podem suprimir temporariamente o sistema imunológico e causar a reativação do CMV. No entanto, isso é muito raro, mas deve ser investigado como uma possível causa de casos raros de miocardite e Guillain-Barré naqueles que tomaram a vacina de mRNA da COVID-19.

A vacina ADTP, que é uma vacina que ajuda crianças menores de 7 anos a desenvolver imunidade contra difteria, tétano e tosse convulsa (coqueluche), induz imunossupressão temporária. De acordo com um estudo russo, isso foi corrigido usando o imunomodulador purificado anatoxina estafilocócica. As vacinas normalmente criam imunossupressão temporária. É por isso que receber uma segunda dose em muito menos de 6 semanas pode, às vezes, impedir uma resposta completa. Esta é a razão pela qual a 2ª dose da vacina de mRNA é administrada 3-6 semanas após a 1ª dose.

Esses casos raros não diminuem a eficácia das vacinas, mas ainda assim devem ser reconhecidos. No geral, as vacinas são altamente eficazes na redução do risco de infecção quando se trata de doenças graves e morte. No entanto, existem casos raros de efeitos adversos e todos os esforços devem ser feitos para minimizar até mesmo as menores chances.

O corpo tem dois tipos principais de imunidade - imunidade inata e imunidade adaptativa. Suprimir temporariamente a imunidade inata é imperativo para que a vacina faça seu trabalho de permitir que o corpo desenvolva imunidade adaptativa, formando anticorpos que o protegeriam de futuras infecções. Se as vacinas não realizassem a tarefa de suprimir a resposta imune inata, a resposta imune inicial do corpo mataria o vírus ou patógeno estranho antes que o corpo tivesse a chance de criar anticorpos específicos para aquele vírus. Essa resposta imune inicial é chamada de resposta do interferon. A resposta do interferon tipo 1 é uma importante defesa antiviral importante para a ativação imune. É uma das primeiras barreiras imunes inatas contra vírus e fornece defesa precoce contra a atividade viral. No entanto, como mencionado anteriormente, o problema com isso é que a eliminação precoce da atividade viral pode limitar a dinâmica da disponibilidade do antígeno e a subsequente resposta de anticorpos necessária para o desenvolvimento de mais anticorpos circulantes indicativos de forte imunidade adaptativa. Basicamente, a exposição adequada ao antígeno permite que o corpo produza mais anticorpos, o que daria proteção contra infecções posteriores pelo vírus. Essa exposição torna-se limitada quando a resposta do interferon tipo 1 age rapidamente contra o vírus e o elimina. As vacinas COVID-19 inibem, portanto, a resposta do interferon tipo 1, de modo que a imunidade ativa e adaptativa geral possa ser mais eficiente. Teoricamente, isso aumentaria as chances de infecção, mas diminuiria as chances de doenças graves e morte. No entanto, nessa troca de inibir a resposta do interferon tipo 1, o vírus pode viver mais, espalhar-se entre a população e sofrer mutações. Em última análise, isso coloca os não vacinados em sério risco de infecção mortal, pois o vírus tornou-se cada vez mais resistente ao nível mais alto de anticorpos dos vacinados, tornando-o ainda mais forte contra o nível mais baixo de anticorpos dos não vacinados - isto é, se os não vacinados não desenvolveram uma robusta imunidade inata. Isso teoricamente deixa a população não vacinada sem outra opção a não ser ser vacinada. O consenso unânime tornar-se-ia assim imperativo. Toda a população tem que concordar em vacinar ou concordar em não vacinar. Não poderia haver meio-termo. Bastaria que algumas pessoas vacinadas dentro de uma população em grande parte não vacinada fossem infectadas e desencadeassem uma cepa muito mais forte do vírus nos não vacinados. Provavelmente foi o que aconteceu na Índia e na América do Sul com as variantes Delta e Lambda, respectivamente. Embora as vacinações não tenham começado na Índia até 3 meses após o surgimento da variante delta, os testes de vacinas da Covaxin (vacina COVID-19 da Índia) da Bharat Biotech começaram em 15 de julho de 2020 na Índia. O perigo de infectados vacinados sobre os não vacinados também se aplica às famílias. Um portador assintomático totalmente vacinado pode colocar os familiares não vacinados de sua casa em sério risco de doença grave, especialmente se esses membros não vacinados já estiverem imunocomprometidos. Por outro lado, em um tratamento que teoricamente optaria por uma maior resposta do interferon tipo 1 às custas do desenvolvimento de anticorpos, o vírus não duraria o suficiente para ficar mais forte e sofrer mutações. Nesse cenário, a imunidade adaptativa ao vírus seria inibida e, embora as chances de infecção fossem menores devido à maior resposta do interferon tipo 1, as chances de doença grave e morte aumentam no caso de a pessoa ser infectada. No entanto, a propagação do vírus nesse cenário é menor. Os interferons tipo 1 provavelmente são a chave para reduzir a disseminação do coronavírus, uma vez que a resposta imune inata não é específica para uma variante da mesma forma que a resposta imune adaptativa. Se for esse o caso e se o objetivo for impedir a disseminação das variantes do COVID-19, um tratamento com COVID teria que se concentrar mais em estimular a resposta do interferon tipo 1. Esse tipo de tratamento para COVID pode ser oral, em vez de injeção. Foi declarado pelo CDC que os vacinados podem espalhar o vírus tanto quanto os não vacinados.

A doença é causada por bactérias, vírus, parasitas ou fungos. Esses patógenos são compostos de vários componentes, que são exclusivos do patógeno específico e da doença que ele causa. O componente do patógeno que provoca o corpo a produzir anticorpos é chamado de antígeno, e esse processo pelo qual os anticorpos são produzidos em resposta a um antígeno é um aspecto importante da imunidade. As vacinas contêm partes inativas do antígeno. Quando essas partes inativas são introduzidas no corpo por meio da injeção de vacina, o corpo responde produzindo anticorpos em resposta a ela. Isso dá ao corpo alguma proteção contra a doença, caso seja exposto a ela mais tarde. Tecnicamente, a parte do antígeno apresentada ao corpo por meio da vacina não deveria causar a doença em si. Nas vacinas de mRNA usadas para COVID-19, a parte do antígeno usada são as proteínas spike localizadas na superfície do vírus. No entanto, essas proteínas spike não são injetadas no corpo. Em vez disso, o modelo para produzir essas proteínas de pico é codificado no mRNA contido na vacina. Uma vez que a vacina é injetada no corpo, o mRNA entra na célula onde suas instruções são traduzidas em proteínas spike pelos ribossomos. A vacina também possui um mecanismo que inibe a resposta imune inata ou a resposta do interferon tipo 1 para que não atue sobre o mRNA antes que ele penetre na célula. Os interferons tipo 1 tendem a reagir a distúrbios da membrana celular. Depois que o mRNA é traduzido em proteínas spike no citoplasma, a resposta imune adaptativa reconhece as proteínas spike como um patógeno estranho e cria anticorpos que vão para a célula infectada, se ligam às proteínas spike e as marcam para destruição. Depois que esse patógeno é removido, os anticorpos permanecem no corpo por um período de tempo, através do qual ele reconhecerá e localizará quaisquer formas semelhantes desse patógeno específico que ele destruiu anteriormente. Quando o corpo é posteriormente infectado pelo vírus real, os anticorpos reconhecem as proteínas spike na superfície do vírus, ligam-se ao vírus e o removem do corpo. Essa proteção é específica da variante e dura enquanto os anticorpos permanecerem no corpo. A vacina COVID-19 dá cerca de 6 meses dessa proteção. Quando o vírus se transforma em uma variante diferente, ele entra no corpo com uma forma diferente de proteínas spike irreconhecíveis pelos mesmos anticorpos. Isso permite que o novo vírus variante evite a resposta do anticorpo, uma vez que esses anticorpos foram projetados para remover uma forma específica ou anterior de proteínas spike (uma variante diferente). É quando outra vacina é necessária para desenvolver anticorpos contra esse patógeno ou variante específica.

Essencialmente com o mRNA, o corpo é instruído a criar a parte do antígeno do vírus. Isso contrasta com as vacinas comuns, nas quais a parte do antígeno vem de fora do corpo e está contida na vacina antes de ser injetada no corpo. O mRNA depois de decodificado é degradado e destruído pelas enzimas do corpo. Quando os próprios vírus atacam o corpo, a superfície do vírus que contém as proteínas spike se prende a receptores específicos da célula hospedeira. No COVID-19, as proteínas spike do vírus se prendem aos receptores ACE2 da célula hospedeira antes de se fundir com a membrana celular. Essa fusão permite que o vírus libere seu material genético para dentro da célula. O RNA desse material genético é então traduzido pela maquinaria celular da célula em proteínas que compõem novas partículas virais. É assim que o vírus se replica.

Qualquer solução de longo prazo ou multivariada para o coronavírus exigirá o bloqueio do acesso do vírus ao receptor ACE2 da célula. Isso exigiria uma vacina dirigida contra as proteínas de fusão do vírus. Outra opção é bloquear completamente os receptores ACE2, mas isso pode vir com efeitos colaterais. Atuar contra as proteínas de fusão do vírus exigiria a identificação do mecanismo desencadeado no sistema imunológico inato após a detecção da membrana relacionada à fusão da célula do vírus
distúrbios. Um estudo descobriu que a resposta celular à fusão da membrana foi limitada a uma resposta de interferon tipo 1, que é uma importante defesa antiviral importante para a ativação imunológica. O interferon tipo 1 é essencialmente o que fornece defesa inicial contra a atividade viral. No entanto, a eliminação precoce da atividade viral pode limitar a dinâmica da disponibilidade do antígeno e a subsequente resposta de anticorpos necessária para o desenvolvimento de mais anticorpos circulantes indicativos de forte imunidade adaptativa. As vacinas COVID-19 limitam a resposta do interferon tipo 1 para que a imunidade ativa geral se torne mais eficiente. Isso ajuda a entender por que a vacina é feita não para prevenir a infecção, mas para prevenir

doenças graves e a morte. Restringir a resposta imune inicial ou a resposta do interferon tipo 1 também nos ajuda a entender os casos inovadores de COVID-19 em pessoas totalmente vacinadas.

O interferon tipo 1 faz parte da resposta imune inata e também mantém o citomegalovírus (CMV) sob controle. Verificou-se que a latência do CMV aumenta o efeito protetor da resposta imune inata. Quando o interferon tipo 1 é suprimido, o CMV pode ser reativado, levando a uma série de doenças como miocardite e síndrome de Guillain Barre. Isso é extremamente raro na maioria dos casos.

O que afirmei faz sentido porque as taxas de infecção por COVID são mais altas entre os vacinados três anos desde o início da disseminação do COVID-19. A subvariante Omicron XBB.1.5 foi prevista pelo Departamento de Saúde e Higiene Mental de Nova York como sendo mais infecciosa e transmissível entre os indivíduos vacinados. Em retrospecto, vemos que aqueles que usaram hidroxicloroquina e ivermectina para interromper os estágios iniciais da infecção por COVID-19 teoricamente teriam menor proteção contra doenças graves e morte, mas maior probabilidade de eliminação viral precoce, permitindo que seus corpos reagissem como assim que o vírus entra em contato com a membrana celular, minimizando a chance de o vírus injetar seu mRNA na célula e, assim, causar doenças graves. Podemos supor que pode não ter sido a taxa de vacinação que reduziu a propagação do vírus, mas o papel da resposta imune inata ou da eliminação viral precoce realizada por aqueles que têm uma forte resposta ao interferon tipo 1. O mascaramento também desempenhou um papel importante na contenção da propagação do vírus.

A administração bem-sucedida de vacinas não é o único processo em que a imunossupressão é necessária para alcançar o objetivo primário. No caso das vacinas, o objetivo principal é estimular a imunidade adaptativa e o desenvolvimento de anticorpos para variantes específicas e reduzir a probabilidade de morte no provável evento de infecção por um patógeno mortal. Assim como a vacinação requer a supressão de nossa resposta imune inata e impedi-la de destruir o patógeno estranho antes que ocorra a apresentação do antígeno e o desenvolvimento de anticorpos, o transplante de órgãos também requer a supressão da resposta imune inata e, como as vacinas, o processo de transplante de órgãos também apresenta efeitos adversos como a reativação do CMV. O sistema imunológico inato protege o corpo reconhecendo quando um patógeno estranho entra em contato com a membrana celular e, em seguida, atacando-o antes que ele possa injetar seu RNA na célula, o que impediria a infecção. Durante um transplante de órgão, se a resposta imune inata não for suprimida, o sistema imunológico do corpo pode detectar o novo órgão como um patógeno estranho e desencadear a rejeição do transplante. O mesmo acontece com uma transfusão de sangue - se o sistema imunológico inato não for suprimido, o sistema imunológico pode atacar os glóbulos vermelhos trazidos por meio de transfusão de sangue porque o sistema imunológico não reconhece esses glóbulos vermelhos como idênticos aos seus. Essa dinâmica é a razão pela qual a imunossupressão é necessária para a implementação bem-sucedida de vacinas, transplante de órgãos e transfusão de sangue. No entanto, em todos os três, surge uma consequência da supressão da resposta imune inata. E essa consequência é a reativação do CMV que pode desencadear complicações como morte súbita relacionada à miocardite e síndrome de Guillain-barre. O CMV normalmente permanece latente na célula hospedeira, mas permanece oportunista quanto à reativação quando a resposta imune inata é suprimida.

Ter uma imunidade robusta ao COVID-19 não é motivo para comemoração e este livro explicará o porquê. A saúde é em grande parte composta por dois lados essencialmente opostos. É por isso que posso supor que a baixa taxa de COVID-19 na África se deve à maior susceptibilidade do continente ao ebola, que é uma patologia diferente da COVID-19, uma patologia que, em teoria, se oporia à infecção por COVID-19. Também podemos aplicar isso vice-versa, a infecção por COVID-19 se oporia, em teoria, à infecção por ebola. Assim, as nações mais suscetíveis ao coronavírus e à gripe seriam menos suscetíveis ao ebola e aos vírus gastrointestinais e, vice-versa, as nações menos suscetíveis ao coronavírus seriam mais suscetíveis ao ebola e aos vírus gastrointestinais. É por isso que não se pode comemorar sua capacidade de combater um tipo de infecção, porque pode ser uma indicação de maior risco de outra forma de infecção. Aqueles nos EUA que têm uma alta resposta imune inata ao COVID-19 podem ser mais suscetíveis ao ebola e aos vírus gastrointestinais, caso o ebola ou os vírus gastrointestinais se espalhem para os Estados Unidos.

Aqui está um exemplo de como a patologia dos vírus gastrointestinais e gripe/coronavírus são antitéticos entre si. O norovírus, um vírus gastrointestinal, pode até ser um aliado do sistema imunológico contra doenças respiratórias. Os pesquisadores não conseguiram entender como o norovírus pode escapar da resposta imune, escondendo-se nas células intestinais. Em um teste com camundongos, os pesquisadores notaram que nos primeiros dias após a infecção, as células T reagem fortemente e podem controlar o vírus, mas após 3 dias, as células T não conseguem mais detectar o norovírus. Enquanto o norovírus permaneceu sem ser detectado, a função das células T permaneceu ativa. Minha hipótese é que o norovírus regula o sistema imunológico antes de se refugiar nas células intestinais. Os norovírus usam duas proteínas (p48 e p22) para bloquear a via secretora do hospedeiro e impedir as respostas imunes. As vias secretoras do hospedeiro medeiam o tráfego intracelular de proteínas, lipídios e moléculas como mediadores imunológicos como citocinas e quimiocinas. Quando os vírus são capazes de subverter o tráfico da via secretora, eles são capazes de potencializar sua patogenia. A proteína do fator de virulência 1 do norovírus (VF1) antagoniza a indução de citocinas. Isso também pode servir como um sinal para as células imunes não atacarem o vírus. A proteína estrutural menor do norovírus VP2 suprime a apresentação do antígeno.

A apresentação do antígeno é um componente chave da imunidade adaptativa. A proteína do fator de virulência 1 do norovírus (VF1) que antagoniza a indução de citocinas pode servir como hipótese de que o norovírus poderia reduzir tanto a tempestade de citocinas quanto a patogênese do COVID-19. Este é um postulado extremo. Embora muitos dos medicamentos imunossupressores, como os inibidores de Janus quinase usados para reduzir a tempestade de citocinas, tenham efeitos colaterais das mesmas manifestações sintomáticas típicas do norovírus, que são náuseas, vômitos e diarreia, os medicamentos imunossupressores podem diminuir a capacidade do corpo de combater outras infecções e aumentar risco de estar infectado com COVID-19. O norovírus, por outro lado, demonstrou apenas evadir a resposta imune, mas não necessariamente inibi-la da mesma forma que os imunossupressores. Na verdade, o sistema imunológico permanece totalmente funcional enquanto o vírus se esconde sem ser detectado nas células intestinais.

O fator de virulência 1 do norovírus (VF1) é o componente do norovírus que antagoniza a indução de citocinas. É possível que o isolamento dessa proteína possa levar a pesquisas avançadas sobre maneiras de inibir totalmente a patogênese do COVID19 no que se refere à tempestade de citocinas. Isso manteria a resposta imune neutralizada em vez de suprimida.

Dois principais biomarcadores na mortalidade por COVID-19 são baixa contagem de plaquetas e alto volume médio de plaquetas (VPM). A contagem de plaquetas determina o número de plaquetas no sangue e são produzidas na medula óssea e liberadas na corrente sanguínea. Essas células circulam na corrente sanguínea e se unem quando detectam vasos sanguíneos danificados. Esse ato de união das plaquetas é chamado de coagulação. Quando a contagem de plaquetas é baixa, menos dessas células estão disponíveis na corrente sanguínea para a coagulação. Quando isso acontece, a capacidade da pessoa de formar coágulos é reduzida, o que aumenta as chances de hemorragia interna e hemorragia. Quando a contagem de plaquetas é alta, mais dessas células estão presentes na corrente sanguínea para a coagulação. Quanto maior esse número, maior o risco de uma pessoa desenvolver coágulos sanguíneos.

O volume médio de plaquetas é o tamanho e a reatividade dessas plaquetas. Um volume médio de plaquetas mais alto indica que as plaquetas são maiores que a média. Eles também são mais jovens, pois foram liberados recentemente da medula óssea. Por causa disso, descobriu-se que plaquetas maiores sofrem ativação mais rápida e são muito hiperativas. Isso aumenta o risco de coágulos sanguíneos, independentemente do número de plaquetas. Por outro lado, um volume médio de plaquetas menor indica que o tamanho das plaquetas é menor que a média. Um volume médio de plaquetas mais baixo também indica que as plaquetas são mais velhas e menos ativas. Isso coloca uma pessoa em maior risco de um distúrbio hemorrágico, independentemente da contagem de plaquetas.

A patologia do COVID-19 muitas vezes faz com que os infectados apresentem uma baixa contagem de plaquetas com um alto volume de plaquetas. Ambos os fatores têm sido associados a um aumento da mortalidade. Como os coágulos sanguíneos são mais prevalentes naqueles com COVID-19 grave, pode-se inferir mais facilmente que o alto volume médio de plaquetas é o principal biomarcador e que a baixa contagem de plaquetas pode ser simplesmente a tentativa do corpo de manter a homeostase.

Capítulo 2: Hipótese da guerra de vírus

Por mais rebuscado que isso pareça. O norovírus, que é um vírus que causa vômitos e diarreia, pode ser um agente terapêutico contra o COVID-19. O que é interessante sobre o norovírus é que sua patologia pode apresentar um caso oposto ao COVID-19 quando se trata de plaquetas. Um estudo sobre gastroenterite por rotavírus, que é um vírus estomacal muito parecido com o norovírus, mas encontrado principalmente em crianças pequenas, descobriu que o volume médio de plaquetas era muito menor em crianças que sofriam de gastroenterite por rotavírus em comparação com aquelas que não sofriam. Eles também descobriram que a contagem de plaquetas era maior naqueles infectados com o rotavírus. https://www.ncbi.nlm.nih.gov/pmc/articles/PMC4359417/

Isso é exatamente o oposto do que está acontecendo no COVID-19. A conexão entre rotavírus e norovírus é que ambos são transmitidos por contato fecal-oral, então é provável que compartilhem uma patologia semelhante. Outra observação interessante é que o baixo volume médio de plaquetas encontrado na gastroenterite por rotavírus foi associado a doenças inflamatórias gastrointestinais, enquanto o alto volume médio de plaquetas no COVID-19 foi associado a inflamação no trato respiratório. Seria interessante ver se um aumento da inflamação gastrointestinal está associado a uma diminuição da inflamação respiratória. Nesse caso, uma simples guerra de vírus pode ser decretada. Norovírus ou rotavírus poderiam, teoricamente, ser convertidos em agentes terapêuticos na luta contra a COVID-19 grave.

Um estudo intitulado "RNA Sequencing of Murine Norovirus Infected Cells Reveals Transcriptional Alteration of Genes Important to Viral Recognition and Antigen Presentation" concluiu que o Murine Norovirus é um potente simulador da resposta imune inata. Verificou-se que induz a resposta do interferon tipo 1, que é responsável pela eliminação viral precoce. No entanto, a eliminação precoce da atividade viral pode limitar a dinâmica da disponibilidade do antígeno e a subsequente resposta de anticorpos necessária para o desenvolvimento de mais anticorpos circulantes indicativos de forte imunidade adaptativa. Isso é essencialmente o que está acontecendo com a infecção por norovírus e explica por que a tradução de proteínas de norovírus murino é inibida. A resposta do interferon ataca o vírus em seu estado de pré-fusão, impedindo-o de liberar seu RNA na célula hospedeira para transcrição. (Suponho que esse processo de depuração viral pré-fusão se manifeste como distúrbio gastrointestinal — náusea, vômito e diarreia.) Como resultado, no caso do norovírus, o vírus recua para as células intestinais e permanece lá. Como houve inibição da apresentação de antígenos e produção de anticorpos, o vírus permaneceu sem ser detectado pelo sistema imunológico. Isso é problemático para a pesquisa de vacinas para norovírus, já que o norovírus é um vírus que aciona o corpo para inibir o transcriptoma da célula hospedeira. Isso significa que o tratamento bem-sucedido para o norovírus exigiria um mecanismo que inibisse a resposta do interferon tipo 1, o que nos leva à patologia do COVID-19.

O vírus COVID-19 faz o oposto do norovírus. Ele inibe a resposta do interferon e ativa significativamente o transcriptoma da célula, liberando seu material genético (RNA) na célula hospedeira para transcrição. (Suponho que esse transcriptoma pós-fusão se manifesta como distúrbio respiratório — fadiga, tosse e febre.) Assim, o corpo é capaz de produzir uma quantidade maior de anticorpos neutralizantes por meio da apresentação de antígenos pelas células dendríticas. Às vezes, com o COVID-19, o maquinário celular da célula hospedeira pode ser acionado em excesso e causar uma resposta inflamatória chamada tempestade de citocinas, que pode causar danos aos órgãos. Mais uma vez, isso é contrário à forma como o norovírus opera. O norovírus diminui significativamente os receptores de citocinas. Esse aspecto do transcriptoma celular ativado no COVID-19 torna muito mais fácil para os pesquisadores desenvolver uma vacina, pois o COVID-19 não inibe a apresentação de antígenos e a produção de anticorpos. Assim, a vacina COVID-19 pode simplesmente expor o corpo a uma parte morta do antígeno e fazer com que o corpo produza anticorpos em resposta. O corpo estará assim protegido se for exposto ao vírus no futuro. Este não é o caso do norovírus, pois o próprio vírus inibe a apresentação do antígeno. Uma vacina de norovírus teria que acionar um mecanismo no corpo que inibiria imediatamente a resposta do interferon tipo I assim que o norovírus fosse apresentado no corpo. Não teria nada a ver com anticorpos. Como o norovírus e o coronavírus são considerados completamente antitéticos entre si, um componente de cada vírus pode ser usado como vetor em uma vacina para o outro. Um componente do norovírus pode ser usado como vetor em uma vacina para o coronavírus. E um componente do coronavírus pode ser usado como vetor em uma vacina para o norovírus. Uma vacina de vetor viral difere de uma vacina de mRNA. Nas vacinas de mRNA, a parte do antígeno não está na vacina, mas é codificada no mRNA contido na vacina. Uma vez que a vacina é injetada no corpo, o mRNA entra na célula onde suas instruções são traduzidas nas proteínas que compõem a parte do antígeno. A resposta imune então reconhece as proteínas como um patógeno estranho e cria anticorpos que vão para a célula infectada, se ligam às proteínas e as marcam para destruição. Depois que esse patógeno é removido, os anticorpos permanecem no corpo por um período de tempo, através do qual ele reconhecerá e localizará quaisquer formas semelhantes desse patógeno específico que ele destruiu anteriormente. Quando o corpo é

posteriormente infectado pelo vírus real, os anticorpos reconhecem o antígeno, ligam-se ao vírus e o removem do corpo. Essa proteção dura enquanto os anticorpos desse vírus permanecerem elevados no corpo. As vacinas de vetores virais, por outro lado, são semelhantes porque usam as próprias células do corpo para produzir o antígeno. No entanto, em vez de mRNA, eles usam um vírus modificado para entregar o código genético do
antígeno. A vantagem aqui é que ele desencadeia tanto a resposta do interferon tipo 1 quanto a resposta de produção de anticorpos. Isso forneceria proteção contra infecções e também proteção após a infecção.

Compreender a dinâmica de patologias opostas entre vírus pode ajudar a entender que há um conflito maior dentro do corpo que envolve numerosos processos operando em oposição a outros processos. Esta filosofia sobre saúde física descreverá como o corpo é mantido por intermináveis confrontos e conflitos entre vitaminas e minerais. Quando um domina o outro para o mesmo local receptor por muito tempo, o resultado é a doença. Enquanto a batalha permanecer equilibrada, a saúde será o resultado. Esta é a história completa da saúde? Não. Outro aspecto da saúde física é a presença de invasores externos (vírus) e é aí que as coisas se tornam um pouco mais complexas. Quando algo estranho entra no corpo e surgem sintomas, a solução pode nem sempre ser tão simples quanto compensar uma deficiência de vitamina ou mineral resultante de uma vitamina ou mineral dominando outra. Para entender a essência dessa teoria da saúde, imagine todas as vitaminas e minerais que permitem o funcionamento do corpo. Agora imagine que metade dessas vitaminas ou minerais e suas funções de saúde resultantes pertencem a um lado da saúde e a outra metade pertence a outro lado da saúde com esses 2 lados essencialmente opostos um ao outro e nessa oposição, certos sintomas de uma doença são feitos pior ou melhor quando uma vitamina ou mineral de um lado entra no corpo e aumenta a capacidade de todo aquele lado de vitaminas e minerais de onde veio ... enquanto, ao mesmo tempo, enfraquece a capacidade de absorção de vitaminas e minerais do outro lado das vitaminas e minerais. Em essência, entender que a redução de um conjunto de sintomas sempre piora outro conjunto de sintomas. Uma boa analogia dos contendores para cada lado da saúde são os poderes do Eixo e dos Aliados da Segunda Guerra Mundial. Embora Alemanha, Japão e Itália sejam países diferentes com agendas diferentes, o sucesso de um país na Segunda Guerra Mundial equivalia ao sucesso dos outros nessa aliança e, ao mesmo tempo, equivalia ao enfraquecimento da aliança oposta. O mesmo acontece com as potências aliadas dos EUA, Rússia e Grã-Bretanha. O sucesso de um desses países na Segunda Guerra Mundial beneficiou toda a aliança enquanto enfraqueceu a outra aliança.

A vitamina ou mineral recém-introduzido é sempre o mais forte em termos de absorção pelo organismo. Agora, enquanto alguns invasores externos (vírus ou germes) permitem que um conjunto de vitaminas e minerais domine outro e sejam facilmente destruídos simplesmente absorvendo vitaminas e minerais antagonistas do outro lado e apenas corrigindo a deficiência, outros vírus possivelmente (talvez) entram o corpo e atacar ambos os lados do conflito de vitaminas e minerais. Uma boa analogia é o Japão atacando a China enquanto os nacionalistas chineses e os comunistas chineses lutavam entre si na época da Segunda Guerra Mundial. Agora você tem uma situação em que precisa escolher qual lado fortalecer primeiro para enfraquecer o vírus. Isso enfraqueceria ou esgotaria outro conjunto de vitaminas e minerais e exacerbaria ainda mais uma parte dos sintomas negativos resultantes do vírus, mas o ato de habilitar um lado prejudica o vírus e reduz um conjunto de sintomas. Agora que o vírus está ferido, ele não pode ser destruído até que o outro conjunto de vitaminas e minerais, que estão sendo suprimidos devido à presença das vitaminas e minerais antagonistas que combatem o vírus, tenha sua vez de atacar o vírus. Agora, por sua vez, para combater o vírus, sua presença suprime o conjunto anterior de aliança de vitaminas e minerais que atacou o vírus primeiro. Isso ajuda a eliminar alguns sintomas decorrentes da supressão anterior, mas traz de volta os sintomas que surgem da supressão das vitaminas e minerais que primeiro combateram o vírus, mas foram reduzidos quando o primeiro conjunto de vitaminas e minerais foi ativado para absorção pelo corpo. Agora o vírus está ainda mais ferido, mas o corpo ainda sofre os sintomas da deficiência. Em teoria, uma vez que o vírus é eliminado, indo e voltando entre permitir que cada aliança oposta lute contra o vírus, o conflito original de ambos os lados das alianças de vitaminas e minerais eventualmente retorna e a necessidade de simplesmente corrigir a deficiência por meio da ingestão de vitaminas ou minerais resulta sem a presença do vírus. Também deve ser notado que o poder dos vírus para permitir que uma aliança de vitaminas/minerais domine a outra aliança de vitaminas/minerais pode ajudar a curar doenças atuais. Se alguém tem uma doença atualmente no corpo, um vírus entrante pode trazer os reforços necessários à aliança oprimida para superar a imposição de vitaminas/minerais da outra aliança provocada pela doença atual. Mesmo os médicos de hoje estão injetando pacientes doentes com outras doenças para combater a doença atual. Por exemplo, o vírus do sarampo às vezes é usado para ajudar as pessoas a combater o câncer. Portanto, ao usar nossa teoria sobre alianças de vitaminas e minerais e sua oposição sendo simultaneamente atacada por um invasor externo (vírus), veremos o vírus ebola. Ebola é um vírus que entra no corpo através de fluidos corporais e é frequentemente encontrado em morcegos e macacos. Uma vez que uma pessoa é infectada com o vírus ebola, o próprio vírus se liga e entra em uma célula e inicia o processo de replicação. Com isso consegue destruir a parte da célula que alertaria os glóbulos brancos do sistema imunológico, que normalmente atacariam o vírus e o matariam. Então, em essência, a supressão inicial dos glóbulos brancos é o que causa o primeiro conjunto de sintomas de febre, dor de garganta, dor nas articulações, dor muscular, fraqueza, dor de cabeça (de acordo com os Centros de Controle de Doenças). De acordo com o CDC, esses também são os mesmos sintomas da gripe/coronavírus. Isso torna mais importante ver isso como o que o vírus está fazendo e não tanto como o próprio vírus. Na minha observação, os sintomas da gripe/coronavírus são apenas um lado da aliança vitamina/mineral se afirmando sobre a outra aliança. Mas, para simplificar, reduziremos as alianças opostas a 2 vitaminas principais, Vitamina A da aliança 1, um suporte para sintomas semelhantes aos da gripe/coronavírus e Vitamina E, um antagonista dos sintomas semelhantes aos da gripe/coronavírus da aliança 2. Como dito anteriormente, assim como as alianças na 2ª Guerra Mundial, a presença e afirmação de um fortalece essencialmente a afirmação de toda a aliança da qual faz parte, enquanto enfraquece a afirmação do oponente e sua aliança. Portanto, com esse primeiro conjunto de sintomas do ebola, temos uma afirmação exagerada da vitamina A, que daria suporte aos sintomas iniciais semelhantes aos da gripe/coronavírus e baixa contagem de glóbulos brancos e, ao mesmo tempo, apoiaria a supressão do oposto A vitamina E e sua aliança, o que equivaleria automaticamente a uma capacidade de antagonizar sintomas semelhantes aos da gripe/coronavírus e baixa contagem de glóbulos brancos. Em teoria, a solução para lidar com a primeira parte do ebola seria apenas um protocolo de tratamento simples para gripe/coronavírus. (Acho que a vitamina E é o melhor combatente contra os sintomas da gripe/coronavírus). Aqui é onde temos um problema. Pelo que sei, o primeiro estágio do ebola não reduz a contagem de glóbulos brancos, apenas mata o sinalizador e, portanto, deixa os glóbulos brancos alheios ao que o vírus está fazendo. Uma analogia seria invadir um prédio, mas modificar as câmeras de forma que os seguranças não vejam ninguém arrombando o prédio. Nesse cenário, você tem bandidos entrando no prédio e levando tudo sem que os guardas percebam. Isso nos leva ao segundo estágio do ebola, que são os problemas gastrointestinais junto com a febre. Agora, neste ponto, os glóbulos brancos foram alertados e agora estão lançando uma reação em grande escala. De acordo com o CDC, a febre geralmente persiste durante esta fase, juntamente com os problemas gastrointestinais de vômitos e diarreia. O dilema aqui é que, como a vitamina A auxilia nos sintomas da gripe/coronavírus, a vitamina E, que na verdade ajudaria nos problemas gastrointestinais e na alta contagem de glóbulos brancos, deveria ter levado à supressão dos sintomas semelhantes aos da gripe/coronavírus em seu combate. contra a vitamina A para o sítio receptor. Como não sei o cronograma dos sintomas do ebola, tenho que supor que a febre aumentaria imediatamente antes do início dos problemas gastrointestinais e depois diminuiria lentamente (embora ainda estivesse presente) à medida que a vitamina E e sua aliança com seus sintomas sintomáticos característicos (devido ao excesso de afirmação) de náusea, vômito e diarréia se afirmariam com força e, eventualmente, superariam os problemas semelhantes aos da gripe / coronavírus e seu apoio da vitamina A. De acordo com algumas pesquisas, este é o ponto de partida ou quebra para o ebola sobrevivência. Parece justificar outra hipótese que aqueles que sobrevivem ao ebola experimentam um efeito de equilíbrio durante esse estágio (que equivale à saúde) e aqueles que não experimentam esse equilíbrio acabam tendo que lidar com uma aquisição completa pela questão da Vitamina E/gastro. correlação. Como a vitamina E também é um anticoagulante, essa avaliação se alinharia com o resultado final de morte para quem sofre de ebola por hemorragia, causada pelo sangue fino. Durante o estágio 2, porque a vitamina E aumenta a pressão arterial em sua entrada inicial, deve haver um aumento da pressão arterial durante sua afirmação em algum ponto do estágio 2 do ebola. Como essa avaliação concluiria que o ebola é simplesmente uma reação exagerada dos glóbulos brancos devido ao fato de os glóbulos brancos inicialmente não serem capazes de detectar a presença do vírus, pode-se concluir que a sobrevivência do ebola seria baseada na capacidade do corpo de limitar essa reação exagerada. De acordo com o American Family Physician-Baptist Regional Cancer Institute, uma alta contagem de glóbulos brancos é uma emergência devido ao risco de hemorragia e infarto cerebral.

Isso inferiria que glóbulos brancos/vitamina E/afinamento do sangue/problemas gastrointestinais/hemorragia estão todos relacionados. A avaliação geral inferiria que os sintomas da gripe/coronavírus e problemas gastrointestinais não estão relacionados e são, na verdade, inimigos naturais. Se o 2º estágio do ebola é uma manifestação intensificada de sintomas de gripe/coronavírus e sintomas gastrointestinais sem qualquer transição de um conjunto de sintomas dominando e suprimindo o outro, então o vírus ebola assume uma estrutura mais complicada com a necessidade de descobrir como o sangue o afinamento pode ocorrer sem a presença excessiva de glóbulos brancos e vitamina E. Se a vitamina E estiver sendo suprimida e causando sintomas de gripe / coronavírus simultaneamente com a supressão da vitamina A, causando gastrointestinal, com a própria replicação viral sendo o fator que está causando os sintomas e deficiências de ambos os lados opostos, então é preciso decidir qual lado da aliança de vitaminas/minerais fortalecer primeiro para iniciar o processo de enfraquecimento do vírus, trazendo o equilíbrio de vitaminas/minerais de volta a um nível normal e sabendo que um fortalecedor A aliança enfraqueceria o vírus, mas exacerbaria uma parte dos sintomas até que a vitamina/mineral suprimida. nce chega a sua vez de ampliar sua presença no corpo para combater o vírus.

Uma boa perspectiva em relação à saúde não estaria em curar uma doença, mas em adoecer de forma que se opusesse a uma doença presente em seu corpo. A saúde deve ser encarada como um pêndulo oscilante ou um metro que tem duas extremidades opostas, cada extremidade sendo uma doença diferente, na qual quanto mais alguém está doente em uma extremidade do espectro, menos está doente na outra extremidade do espectro. o espectro. Aqui estão as imagens para perceber como os sintomas da gripe/coronavírus e doenças gastrointestinais aparecem em um espectro nas extremidades opostas, e também como a malária e a anemia falciforme fazem o mesmo. Imagine a barra no espectro sendo a influência da vitamina para trazer as barras de um lado para o outro.

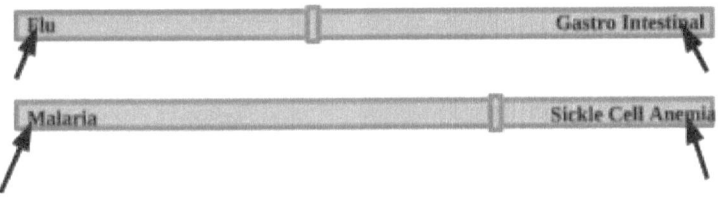

É de conhecimento comum na comunidade médica que a anemia falciforme, que é um distúrbio dos glóbulos vermelhos no qual a hemoglobina, um componente dos glóbulos vermelhos necessário para levar oxigênio a outros órgãos do corpo, na verdade fornece certas proteções contra outra doença chamada Malária. A malária geralmente vem de picadas de insetos e resulta em sintomas semelhantes aos da gripe/coronavírus (febre, calafrios, dores musculares, dor de cabeça). Em outras palavras, aqueles com anemia falciforme presente em seu corpo têm muito pouca chance de contrair malária. A anemia falciforme, na qual a hemoglobina é atípica, deformando assim os glóbulos vermelhos em forma de foice, geralmente apresenta sintomas de anemia, fraqueza e fadiga, inchaço nas mãos e pés e icterícia (amarelecimento da pele). O estudo mais notável sobre por que a anemia falciforme protege contra a malária foi feito por Michael P Soares, pesquisador do Instituto Gulbenkian de Ciência (IGC), em Portugal. Ele e sua equipe, da qual faziam parte Ana Ferreira, pesquisadora de pós-doutorado, e o Prof. Ingo Bechman, modificaram geneticamente camundongos para produzir uma cópia da hemoglobina falciforme e, após expor os camundongos à malária, descobriram que as lesões cerebrais geralmente associadas à A malária estava ausente. Nesse caso, verificou-se que a hemoglobina falciforme atípica repeliu o parasita da malária sem interferir na capacidade de infecção do parasita.

A dinâmica falciforme/malária se alinha com a hipótese sobre ebola e glóbulos brancos/vitamina E e seu antagonismo aos sintomas semelhantes aos da gripe/coronavírus (vitamina A). De acordo com pesquisas médicas, descobriu-se que as células falciformes se correlacionam com a contagem elevada de glóbulos brancos. Portanto, aplicando nossos conceitos do que foi dito sobre o ebola nas páginas anteriores, podemos concluir que a proteção das células falciformes contra a malária estaria diretamente correlacionada com sua alta contagem natural de glóbulos brancos se nossa avaliação do ebola na fase 2 indicar uma transição de Vitamina E/glóbulos brancos/superação gastrointestinal de Vitamina A/gripe/sintomas semelhantes a coronavírus agarram o corpo. O tratamento atual para reduzir os sintomas das células falciformes envolve tomar um medicamento prescrito chamado Hydroxyurea, que reduz a contagem de glóbulos brancos. Isso por si só implica a contagem de glóbulos brancos como um componente importante dos problemas decorrentes da anemia falciforme. Diz-se que a contagem elevada de glóbulos brancos danifica os vasos sanguíneos, abrindo constantemente buracos nas paredes dos vasos sanguíneos, exatamente o que acontece na febre hemorrágica do ebola.

Podemos desenvolver isso transferindo esses conceitos para outra doença que transmite sintomas semelhantes aos da gripe/coronavírus, o HIV (Vírus da Imunodeficiência Humana). O HIV é uma doença sexualmente transmissível que age no corpo destruindo os glóbulos brancos do corpo. Ao fazer isso, torna a pessoa menos capaz de combater infecções. Nos estágios avançados, as pessoas que sucumbem aos estágios posteriores do HIV, que é chamado de Síndrome da Imunodeficiência Adquirida (AIDS), geralmente morrem de qualquer infecção capaz de entrar no corpo como resultado de não ter os glóbulos brancos para combatê-la. Com a avaliação deste escrito de que o ebola é uma reação exagerada dos glóbulos brancos, que são sustentados pela vitamina E e elevados na anemia falciforme (tanto a vitamina E quanto a anemia falciforme são antagônicas a doenças que transmitem sintomas semelhantes aos da gripe/coronavírus). /fraqueza muscular), pode-se supor, continuando com este padrão, que o HIV, que destrói os glóbulos brancos, seria significativamente combatido por um ambiente corporal infectado com células falciformes ou ebola estágio 2 quando ocorrem problemas gastrointestinais. Curiosamente, em um artigo em www.blackaids.org escrito por Mark Mascolini em nome da International Aids Society, diz: "A doença falciforme reduz as chances de infecção pelo HIV em cerca de 70%, de acordo com a análise de 423.431 registros de adultos africanos- Americanos internados no hospital de 1997 a 2009. Em contraste, a doença falciforme aumentou as chances de infecção pelo vírus da hepatite B ou C (HBV ou HCV)."

Portanto, isso confirma nossa avaliação de que qualquer coisa relacionada a uma contagem alta de glóbulos brancos, que é apoiada pela vitamina E, antagonizará qualquer coisa associada a sintomas de gripe/coronavírus. O estudo sobre HIV e células falciformes mostrou que as células falciformes na verdade aumentavam as chances de infecção com hepatite B ou C. Pela nossa avaliação, é fácil supor que a razão para isso é porque as hepatites B e C, ao contrário do HIV, estão associadas a uma elevada contagem de glóbulos brancos. Nos estágios posteriores da hepatite C, um fígado inflamado resulta no esgotamento da vitamina A armazenada (a vitamina E antagoniza a vitamina A) e um aumento acentuado na contagem de glóbulos brancos (a vitamina E suporta a alta contagem de glóbulos brancos). Se a Hepatite C é esse ataque gradual ao fígado até aquele ponto, então a Hepatite C deve estar associada a uma alta contagem de glóbulos brancos, o que afirma por que a anemia falciforme aumentaria a chance de infecção pela Hepatite C. A Hepatite C, nesse caso, seria fundamentalmente diferente do HIV. As hepatites B e C são basicamente iguais, a diferença está na forma de transmissão. A hepatite C é transmitida pelo sangue e a hepatite B é transmitida por fluidos. Uma vez que as hepatites B e C estão associadas a uma contagem de glóbulos brancos cada vez mais elevada, a anemia falciforme, que indica automaticamente uma contagem alta de glóbulos brancos, apresentaria um ambiente que favoreceria a elevação crescente de glóbulos brancos da hepatite e os danos resultantes no fígado . A essa altura, vamos formulando gradativamente a ideia de que a elevação da contagem de glóbulos brancos não é exatamente a resposta do corpo à infecção em geral, mas sim as condições necessárias para a presença de certas doenças no corpo. Ou seja, um glóbulo branco mais alto deve ser encarado como combatendo uma infecção e, ao mesmo tempo, criando um problema e que, assim como certas doenças são mitigadas pelo uso de remédios para aumentar a contagem de glóbulos brancos, outras doenças são mitigadas pelo uso de remédios para diminuir o sangue branco. contagem de células. Não seria coincidência que os medicamentos usados para tratar a venda falciforme e a hepatite tenham efeitos colaterais que diminuem a contagem de glóbulos brancos.

Ao usar as informações até agora, podemos alinhar a contagem de glóbulos brancos, vitamina E, interferons tipo 1 e afinamento do sangue. Embora os anticorpos sejam um tipo de glóbulos brancos, sua formação requer a supressão da contagem de glóbulos brancos e a resposta do interferon tipo 1, portanto, podemos colocar a formação de anticorpos em oposição à contagem de glóbulos brancos. Também podemos colocar medicamentos imunossupressores no lado oposto da contagem de glóbulos brancos, uma vez que os imunossupressores reduzem a contagem de glóbulos brancos.

Se levarmos isso adiante para Câncer, podemos mostrar como essa dinâmica continua a se correlacionar. Recebemos pesquisas que mostram como a alta contagem de glóbulos brancos está associada a um aumento do risco de mortalidade por câncer. O tabagismo na comunidade científica médica é uma causa amplamente reconhecida de contagem elevada de glóbulos brancos. O tabagismo também é um fator amplamente reconhecido como causador de câncer de pulmão. A partir disso, provavelmente podemos extrapolar que a alta contagem de glóbulos brancos é um fator de risco para o câncer. Uma vez que foi determinado neste escrito que a vitamina E é um defensor natural da alta contagem de glóbulos brancos, podemos agora ver como a pesquisa científica sobre o câncer se alinha com isso. A Academia Sahlgrenska da Universidade de Gotheburg realizou um estudo sobre o efeito antioxidante no câncer de pulmão em camundongos. Depois que os ratos receberam vitamina E e uma droga chamada N -acetilcisteína In, os pesquisadores descobriram que os tumores de câncer de pulmão aceleraram em resposta à vitamina E e fizeram com que os ratos morressem muito mais rápido do que os ratos com câncer de pulmão que não receberam vitamina E.

Martin Bergo, professor do Sahlgrenska Cancer Center, da Universidade de Gotemburgo. Em outro estudo realizado em Xangai, mulheres não fumantes foram avaliadas quanto ao risco de câncer e suplementação de vitamina E. Verificou-se nesse estudo que as mulheres que mantiveram uma dieta de suplementação de vitamina E tiveram um risco significativamente maior de desenvolver câncer de pulmão, especificamente adenocarcinomas, que é um tipo de tumor que pode se desenvolver em qualquer parte do corpo, incluindo os pulmões.

A célula falciforme torna-se ligada a este estudo do câncer porque a pesquisa descobriu em um estudo da Califórnia que aqueles com doença falciforme têm um risco 72% maior de desenvolver leucemia, que envolve a superprodução rápida de glóbulos brancos.

A anemia falciforme, que constitui uma maior contagem de glóbulos brancos, fornece um ambiente compatível para o câncer. Outro estudo usando dados hospitalares na Inglaterra descobriu uma incidência de câncer de três a dez vezes maior entre os pacientes com doença falciforme para cânceres hematológicos e um risco aumentado de câncer de cólon, câncer de pele não melanoma, câncer de rim e câncer de tireoide.

Para continuar descobrindo mais ligações entre as condições que resultam na alta contagem de glóbulos brancos, vamos ver o que acontece quando o câncer é confrontado com o antagonista da vitamina E, a vitamina A. Em um estudo feito pela Ecole Polytechnique Federale de Lausanne, os pesquisadores descobriram que os tumores de câncer de cólon são o resultado de um gene desativado responsável pela supressão do tumor. Este gene é chamado de gene HOXA5. Nesse estudo, eles descobriram que o fator responsável por sua reativação era a vitamina A. "Em camundongos que tiveram câncer de cólon, o tratamento com retinóides (vitamina A) bloqueou a progressão do tumor e normalizou o tecido. Ao reverter o gene dos HOXAs em diante, esse tratamento eliminou as células-tronco do câncer e preveniu a metástase nos animais vivos. Os pesquisadores obtiveram resultados semelhantes com amostras de pacientes reais."

Em um estudo do gene HOXA5, que foi ativado pela vitamina A, no câncer de pulmão, descobriu-se que a proliferação de células não pequenas de câncer de pulmão é inibida pela expressão do gene HOXA5. Hipoteticamente, uma vez que a vitamina A ativou o gene e bloqueou a progressão do câncer de cólon, a vitamina A também deveria ativar o mesmo gene HOXA5 para o câncer de pulmão e subsequentemente bloquear sua progressão. O gene HOXA5 ativado pela vitamina A está ligado à inibição da proliferação de células cancerígenas em vários tipos de câncer, como cólon, pulmão, estômago, colo do útero e mama. Um fato interessante sobre a vitamina A e o câncer de cólon é que muitos que optaram por tratar o câncer de cólon com meios naturais por meio da dieta obtiveram sucesso significativo bebendo suco de cenoura, que é carregado com beta-caroteno, um precursor da vitamina A. Em um site chamado www.chrisbeatscancer.com, duas pessoas, Ann Cameron e Ralph Cole, escreveram como se curaram completamente do câncer simplesmente bebendo suco de cenoura sem mudar mais nada em sua dieta. Ann Cameron tem um livro sobre sua experiência intitulado "Curing Cancer with Carrots".

Para entender por que os estudos de suplementação de vitamina A no câncer de pulmão não corresponderam a essa ligação clara entre vitamina A e câncer, talvez seja devido ao fato de que algo mais pode estar envolvido na suplementação de vitamina A. Encontramos na vitamina E que a maioria das fontes naturais, como nozes e óleos, são muito baixas em açúcares. Isso pode indicar a desnecessidade da presença de açúcar para garantir a absorção. No entanto, com beta-caroteno, a maioria das fontes naturais, como cenoura, tomate, pimentão vermelho, melão e batata-doce, contém quantidades generosas de açúcares naturais. Isso deve indicar a necessidade de açúcar para que a vitamina A seja absorvida. Enquanto a vitamina A é solúvel em gordura (precisando da presença de gordura para ser absorvida), seu precursor, o beta-caroteno, não é. Se o estudo da vitamina A reativando o gene HOXA5 no câncer está diretamente ligado à experiência do uso de suco de cenoura por Ann Cameron para curar totalmente o câncer de cólon, então a vitamina A necessária para ativar o gene HOXA5 em humanos deve estar relacionada à "vitamina A com beta-caroteno como precursor." Se levantarmos a hipótese de que a reativação do gene HOXA5 pela vitamina A depende da absorção adequada do beta-caroteno como um precursor da vitamina A, embora necessite da presença de açúcar para efetuar uma conversão adequada, podemos em seguida, relacione essa necessidade da presença de açúcar como outro aspecto que desempenha um papel na dinâmica da contagem de glóbulos brancos. crescimento, com o açúcar como pré-requisito, então pode-se supor que o açúcar no sangue mais alto está relacionado a uma contagem mais baixa de glóbulos brancos, enquanto um açúcar no sangue mais baixo está relacionado a uma contagem mais alta de glóbulos brancos e su bsequentemente um maior risco de tumores cancerígenos. Como a anemia falciforme está ligada a uma contagem mais alta de glóbulos brancos, e uma contagem mais alta de glóbulos brancos está relacionada a um nível mais baixo de açúcar no sangue, então a anemia falciforme, em si, deve constituir um baixo risco de açúcar elevado no sangue. Em estudos recentes de Mary Elizabeth Lacy, da Brown University School of Public Health, ao usar glicose em jejum para medir o risco de diabetes, ela e seus colegas descobriram que não há indicação de maior ou menor prevalência de diabetes em afro-americanos com anemia falciforme versus aqueles sem ele. No entanto, ao usar o teste de hemoglobina A1c, que mede o risco de diabetes medindo a quantidade de glicose aderida aos glóbulos vermelhos, eles descobriram que o teste resultou em uma prevalência muito menor de diagnósticos de diabetes para aqueles que tinham traço falciforme em comparação com aqueles que não o fizeram ..... embora os níveis de açúcar no sangue fossem semelhantes para ambos. Como os glóbulos vermelhos na anemia falciforme não vivem tanto, as células sanguíneas têm menos tempo para coletar glicose, e é por isso que as leituras de A1c infeririam menos incidências de diabetes no grupo falciforme.

No entanto, não há confirmação de que os resultados de A1c para traço falciforme não estejam relacionados a fatores biológicos. Quando se trata de diabetes tipo 1 e tipo 2, descobriu-se que o diabetes tipo 1 está associado a uma contagem mais baixa de glóbulos brancos (Hillson Rowan. Diabetes e o sangue - glóbulos brancos e plaquetas) e o tipo 2 está associado a uma contagem mais alta de glóbulos brancos. contagem de células sanguíneas. A diferença entre os dois é que no diabetes tipo 1, não há produção de insulina. No diabetes tipo 2, há insulina, mas não o suficiente. A maioria dos estudos descobriu que o risco de diabetes tipo 2 é maior naqueles com maior contagem de glóbulos brancos. O problema aqui é que minha hipótese de que um nível mais alto de açúcar no sangue estaria relacionado a uma contagem mais baixa de glóbulos brancos se alinha com o estudo do tipo 1, mas não do tipo 2. A única maneira de resolver esse dilema de confusão sobre como o diabetes (tipo 1 e 2) poderia inferir dois fatores diferentes de glóbulos brancos, é alinhando o resultado do alto WBC associado ao tipo 2 NÃO com níveis de açúcar no sangue, mas com níveis de insulina. Como o consumo de mais açúcar resulta na produção de mais insulina em indivíduos não diabéticos, o risco aumentado de diabetes tipo 2 deve estar relacionado ao desgaste da produção de insulina do corpo com o consumo de açúcar em excesso. Isso inferiria que qualquer não-diabético que testa uma contagem alta de glóbulos brancos e, portanto, corre um risco maior de desenvolver diabetes tipo 2, também deve ser considerado um grande consumidor de açúcares. Nesse caso, sua resposta à insulina deve justificar essa alta contagem de glóbulos brancos. Ao tornar a insulina o fator para a contagem de glóbulos brancos, deve-se presumir que aqueles que foram testados para uma contagem baixa de glóbulos brancos que não desenvolveram diabetes não ingeriram açúcar e, portanto, a resposta à insulina que justificaria uma alta contagem de glóbulos brancos. contagem de células. Isso naturalmente indica menos risco de desenvolver diabetes. Esta aplicação de insulina no glóbulo branco ainda se alinha com o teste referente ao diabetes tipo 1, no qual obviamente não há resposta à insulina e, portanto, baixa contagem de glóbulos brancos. A diferença é que alguém não diabético com baixa contagem de glóbulos brancos relacionada ao baixo uso de insulina tem a ver com necessidade como resultado de não precisar usar muita insulina para uma menor ingestão de açúcar, ao contrário de um diabético tipo 1 cujo baixo a contagem de células sanguíneas indica que não há insulina, simplesmente porque não é capaz de produzir insulina, não importa quanto açúcar seja consumido. Isso também inferiria que o açúcar sozinho, sem ser influenciado pela insulina, reduziria a contagem de glóbulos brancos. Voltando a como a ativação do gene HOXA5, que inibe a proliferação de células cancerígenas, é resultado da Vitamina A (do beta-caroteno e necessitando da presença do açúcar), podemos inferir que o diabetes diminuiria o risco de alguns tipos de câncer. Pesquisadores da Universidade Norueguesa de Ciência e Tecnologia e da Universidade de Trondheim descobriram que, após analisar 1.677 casos de câncer de pulmão, a sobrevida de 1, 2 e 3 anos em pacientes com câncer de pulmão com e sem diabetes mellitus foi de 43% versus 28 %, 19% versus 11% e 3% versus 1%, respectivamente.

Uma vez que níveis elevados de insulina aumentam o risco de câncer de cólon, o efeito da vitamina A (que reativa o HOXA5, que subseqüentemente inibe o crescimento de células tumorais) deve, de alguma forma, girar em torno da diminuição da produção de insulina. "Em um estudo publicado por Morales-Oyarvide et al no Journal of the

National Cancer Institute, os pesquisadores descobriram que pacientes com câncer de cólon em estágio III que tinham a maior "carga de insulina na dieta" - o nível de insulina produzida pelo corpo em resposta à dieta - eram duas vezes mais propensos a ter uma recorrência ou morrer de câncer de cólon do que os pacientes com a carga mais baixa. A tendência se manteve independentemente do nível de atividade física e foi especialmente forte em pacientes obesos, descobriram os pesquisadores.

Portanto, essencialmente, com a insulina mais alta sendo um fator tão forte na mortalidade por câncer de cólon, qualquer efeito de alívio, como o processo de ativação da Vitamina A/HOXA5, deve estar relacionado a uma reversão em relação a essa alta carga de insulina. A fim de entender a vitamina A via beta-caroteno revertendo o câncer de cólon, é preciso concluir que o açúcar/beta-caroteno/vitamina A é necessário para reduzir a resposta à insulina no corpo. Como a insulina geralmente é liberada pelo corpo em resposta ao açúcar, avaliar o uso do açúcar para reduzir a resposta à insulina é uma contradição. No entanto, em um estudo intitulado " Efeitos do açúcar, sal e água destilada nos glóbulos brancos e nas células plaquetárias", realizado em 2016, os pesquisadores descobriram que a contagem de glóbulos brancos é reduzida por algumas horas (2 - 6) logo após a ingestão doces. Portanto, se usarmos isso em conjunto com insulina alta, o que equivale a contagem alta de glóbulos brancos e, portanto, prognóstico ruim para câncer de cólon, podemos resolver a necessidade de açúcar e absorção adequada de beta-caroteno (para se transformar em vitamina A) como uma reversão total de essas causas para o câncer de cólon ao fato de que o açúcar reduz temporariamente a contagem de glóbulos brancos e, portanto, diminuiria temporariamente a resposta à insulina e a mortalidade por câncer de cólon. O diabetes, nesse caso, reduziria o risco de câncer de cólon apenas se a resposta à insulina fosse baixa. Em alguns diabetes tipo 2, enquanto a sensibilidade à insulina é reduzida (o que significa que as células não estão absorvendo o açúcar do sangue), o pâncreas ainda produz uma grande quantidade de insulina na corrente sanguínea. Nesse cenário, o tipo 2 aumenta o risco de câncer de cólon. Se a sensibilidade à insulina for reduzida juntamente com a falta de produção de insulina pelo pâncreas, o diabetes tipo 2, nesse caso, diminuiria o risco de câncer de cólon.

Para resumir, podemos imaginar como os lados da saúde se alinham em relação aos glóbulos brancos. Abaixo está um layout que podemos extrapolar logicamente dos escritos até agora. Temos 2 lados que são fundamentalmente opostos um ao outro a ponto de qualquer fator de um lado poder se opor a qualquer fator do outro lado. Por exemplo, gripe/coronavírus do lado dois da saúde representaria uma influência de oposição ao câncer do lado um.

Lado um da saúde
Resposta do interferon tipo 1
Glóbulo branco alto
Insulina alta
Câncer
Problemas gastrointestinais
Vitamina E
Anemia falciforme
Ebola estágio 2

Lado dois da saúde
Formação de anticorpos
Glóbulo branco baixo
Baixa insulina no sangue
sintomas de gripe/coronavírus
Vitamina A (beta-caroteno, açúcar)
Malária

Podemos extrapolar que, uma vez que a vitamina E está do lado dos glóbulos brancos mais altos, a vitamina E pode interromper qualquer doença relacionada a sintomas semelhantes aos da gripe / coronavírus (geralmente um indicador de excesso de vitamina A (beta-caroteno)), mas aumentar qualquer doença relacionada a problemas gastrointestinais / vasos sanguíneos / afinamento do sangue. Se um fator de um lado for apresentado ao corpo quando outro fator desse mesmo lado já estiver presente, os sintomas piorariam.

Com uma lista gerada, podemos supor onde a reativação do CMV se alinharia. A principal causa de morte para aqueles que sofrem de COVID-19 grave é a insuficiência respiratória causada pela Síndrome do Desconforto Respiratório Agudo (SDRA). A pesquisa descobriu que a ARDS está intimamente ligada à ativação da coagulação. Embora o aumento do risco trombótico entre os pacientes com COVID-19 ainda não tenha sido totalmente explicado, minha hipótese é que a ativação da coagulação na patogênese do COVID-19 está relacionada à reativação do CMV. O resultado é uma prevalência aumentada de trombocitopenia ou baixa contagem de plaquetas entre aqueles que sofrem de COVID 19 grave. Embora a baixa contagem de plaquetas indique risco de sangramento, a maioria das mortes por COVID-19 está ligada a um risco maior de tromboembolismo. Alguns estudos associaram o volume médio de plaquetas (VPM) mais alto à gravidade do COVID-19. Isso confundiu os pesquisadores por algum tempo. Estudos concluíram que tanto o aumento do volume médio de plaquetas (VPM) quanto a diminuição da contagem de plaquetas devem servir como biomarcadores para a gravidade da doença por COVID-19. A contagem de plaquetas é o número de plaquetas que circulam em nosso sangue, enquanto o volume médio de plaquetas (VPM) indica o tamanho das plaquetas. O MPV também está ligado à atividade das plaquetas. Um VPM mais alto está associado a uma maior reatividade das plaquetas - plaquetas maiores são consideradas mais reativas. Enquanto diluentes de sangue como aspirina e varfarina podem reduzir a contagem de plaquetas, eles pouco fazem para afetar o tamanho das plaquetas. (A aspirina ainda é mais eficaz na redução do MPV do que a varfarina). De fato, a varfarina, que tem sido usada em protocolos de tratamento para pacientes com COVID-19, foi encontrada em estudo para diminuir a contagem de plaquetas e aumentar o VPM.

Os pesquisadores também descobriram que as chances de o volume médio de plaquetas ser alto no COVID-19 grave eram de quase 60%. Com o risco de coágulo sendo maior do que o risco de sangramento entre os casos graves de COVID-19, podemos presumir que o alto volume médio de plaquetas (VPM) deve ser destacado da baixa contagem de plaquetas como o biomarcador para risco grave de mortalidade por COVID-19 por insuficiência respiratória. A baixa contagem de plaquetas, por outro lado, deve servir como biomarcador para risco grave de mortalidade por COVID-19 por sangramento gastrointestinal (GI). Isso deixa os médicos tendo que navegar na linha tênue entre os dois em casos graves. Isso nos ajudaria a inferir que o tratamento voltado para a redução do tamanho e da hiperatividade das plaquetas deveria servir como meio de aliviar o desconforto respiratório, mas ao mesmo tempo aumentar o risco de sangramento gastrointestinal. Durante a circulação, as plaquetas são reativas a vários estímulos. Um VPM alto com baixa contagem de plaquetas indica que as plaquetas, embora em número baixo, estão entrando na circulação muito rapidamente e aumentando o risco de coágulos sanguíneos. Foi demonstrado que a vitamina E reduz a contagem de plaquetas e a reatividade plaquetária.

O sangramento gastrointestinal ocorre em cerca de 2-3% dos casos de ARDS COVID-19. Está independentemente associada a maior risco de mortalidade e internação prolongada. No entanto, poucos estudos de caso mostraram que o início do sangramento gastrointestinal em pacientes com SDRA foi precedido por uma melhora dos sintomas respiratórios. Minha hipótese é que um maior risco de sangramento gastrointestinal está associado a um menor risco de desconforto respiratório. Mesmo que o paciente com SDRA sofresse de problemas de sangramento gastrointestinal, ainda é possível observar o fato de que os sintomas respiratórios graves melhoraram pouco antes do início do sangramento gastrointestinal. No COVID-19 grave, há uma linha tênue entre eliminar o risco associado à trombose e aumentar o risco associado ao sangramento GI por meio da aplicação de medicamentos para diluir o sangue.

Em um estudo intitulado "Duodenal sangramento em um paciente com COVID-19-Related Acute Respiratory Distress Syndrome", um homem de 71 anos internado no hospital com insuficiência respiratória aguda teve melhora significativa nos sintomas respiratórios assim que desenvolveu gastro-intestinais graves e complicações hemorrágicas provavelmente devido ao uso de anticoagulantes e morreu de peritonite, que é uma vermelhidão e inchaço do revestimento do abdômen. Este é um caso que confirma minha hipótese de que uma doença aliviou outra. No caso dele, os problemas gastrointestinais / de afinamento do sangue melhoraram seus sintomas respiratórios, mas posteriormente resultaram em sua mortalidade. Em outro estudo intitulado "Um caso incomum de sangramento gastrointestinal em um paciente com COVID-19", os pesquisadores creditaram os altos níveis de INR do paciente com COVID-19 como tendo um efeito protetor em sua respiração. Ele sofria de toxicidade por varfarina, mas isso foi considerado um fator que o poupou das manifestações respiratórias mais negativas do COVID-19.

Houve também um estudo de caso em Wuhan de alguém que estava gravemente doente com COVID-19, mas morreu de sangramento gastrointestinal. "Apresentamos um paciente gravemente enfermo com COVID-19 que progrediu rapidamente com SDRA e acabou morrendo devido a uma infecção intestinal maciça mesmo após a melhora do estado respiratório." O nome do estudo foi "Um paciente grave com doença de coronavírus 2019 com fatores predisponentes de alto risco morreu de hemorragia gastrointestinal maciça: relato de caso" e é outra afirmação de como as doenças podem se opor e combater outras doenças.

Seria muito interessante se mais dados pudessem confirmar uma melhora dos sintomas respiratórios antes do início dos problemas de sangramento gastrointestinal (GI). Nos casos mais graves, os médicos podem melhorar o prognóstico de pacientes com ARDS COVID-19 gravemente doentes, elevando os níveis de INR além da faixa terapêutica. Isso aumentaria os fatores de risco de um paciente com ARDS COVID-19 gravemente doente para sangramento GI, mas ao mesmo tempo aumentaria as chances de aliviar seu desconforto respiratório .... se minha hipótese estiver correta. Essa linha tênue onde surgiriam problemas de sangramento gastrointestinal teria que ser atendida com vitamina K ou algum tipo de intervenção pró-coagulante em tempo hábil, a fim de evitar a morte. O INR mede o tempo que leva para o sangue coagular - um INR mais alto significa que o sangue leva mais tempo para coagular. Os anticoagulantes tendem a aumentar os níveis de INR. Verificou-se em vários estudos que o INR mais alto está associado à gravidade da doença e à não sobrevivência no COVID-19. No entanto, é bem possível que a progressão da doença de SDRA para além do INR possa ser a razão para os resultados de mortalidade mais elevados. Ao elevar o INR além da faixa terapêutica em casos graves de COVID-19, pode-se reduzir o tamanho das plaquetas ou o volume médio das plaquetas (VPM) e, assim, melhorar os sintomas respiratórios. Esta pode ser a razão pela qual anticoagulantes como aspirina e varfarina não foram associados à diminuição do VPM - as dosagens podem não ter sido altas o suficiente. Embora inibam a agregação plaquetária, não se verificou que inibam totalmente a ativação plaquetária no nível de dosagem usado nos testes.

A faixa terapêutica de INR é de 2,0-3,0. Quando ainda ocorre infarto do miocárdio, a faixa terapêutica é aumentada para 2,5 -3,5 como protocolo de prevenção secundária com Varfarina. Estudos demonstraram que ir além de 4,0 não apresenta benefício terapêutico, mas aumenta o risco de sangramento. No entanto, para os casos mais graves de ARDS COVID-19, o intervalo pode ter que ser aumentado para 4,0 ou mais, a fim de diminuir o volume médio de plaquetas e melhorar os sintomas respiratórios. É possível que o aumento das dosagens e do risco GI afete a ativação plaquetária e o tamanho das plaquetas. Sangramento gastrointestinal tem sido associado a menor volume médio de plaquetas. Portanto, o aumento do risco de sangramento gastrointestinal também deve estar associado à diminuição do VPM e à diminuição da reatividade das plaquetas. Portanto, quando se trata da lista de alocação de sintomas físicos, podemos adicionar MPV alto e citomegalovírus ao lado 2 e colocar MPV baixo no lado 1.

Lado um da saúde	Lado dois da saúde
Resposta do interferon tipo 1	Formação de anticorpos
Glóbulo branco alto	Glóbulo branco baixo
Insulina alta	Baixa insulina no sangue
Câncer	sintomas de gripe/coronavírus
Problemas gastrointestinais	Vitamina A (beta-caroteno, açúcar)
Vitamina E	Malária
Anemia falciforme	alto volume médio de plaquetas (MPV)
Ebola estágio 2	Citomegalovírus
baixo volume médio de plaquetas (MPV)	

Em última análise, está claro que a patologia do alto volume médio de plaquetas (VPM) cria um grande dilema no tratamento de coágulos sanguíneos em pacientes com COVID-19. O uso de medidas anticoagulantes coloca o paciente em risco de hemorragia e complicações gastrointestinais devido ao fato de que o alto VPM na patogênese do COVID-19 vem com um baixo volume de plaquetas ou um sangue já fino, mas essas plaquetas são altamente reativas, o que aumenta o risco de também coágulos. Portanto, tentar corrigir o problema da coagulação sanguínea usando anticoagulantes para reduzir a ativação plaquetária apenas exacerba ainda mais o já baixo volume plaquetário, o que apenas eleva ainda mais o risco de hemorragia. A outra solução é identificar a homocisteína como a culpada por criar esse enigma. Ao fazer isso, a solução passa a ser encontrar uma maneira de diminuir os níveis de homocisteína. Mas o efeito protetor do anticoagulante da função respiratória durante o COVID-19 grave não deve ser ignorado.

As propriedades antivirais e anticoagulantes da vitamina E podem ser usadas para aumentar os níveis de INR em casos graves de COVID-19 e, ao mesmo tempo, diminuir os níveis de homocisteína e MPV em pacientes com COVID-19. Mas a vitamina E não deve ser aplicada com medicamentos anticoagulantes atuais, como a varfarina, pois isso pode provocar coagulopatia incontrolável. A aspirina, no entanto, pode ser uma exceção. Existem estudos que indicam que a vitamina quando combinada com aspirina melhora a eficácia da aspirina. A aspirina também é mais eficaz do que a varfarina na redução do VPM. presumir que a progressão da doença ARDS exigiria uma dosagem mais alta de vitamina E - o suficiente para aumentar os fatores de risco para sangramento gastrointestinal, de modo que o desconforto respiratório possa ser aliviado. Aumentar levemente a faixa terapêutica do INR para 4,0 pode ser suficiente como medida precoce mais segura. Posteriormente, o paciente teria que ser tratado com antagonistas da vitamina para combater o risco de sangramento gastrointestinal. A vitamina K é geralmente o padrão para terapias pró-coagulação e também é considerada um antagonista contra as atividades anticoagulantes da vitamina E.

A vitamina E como um remédio potencial para problemas de falta de ar e fadiga na infecção por COVID-19 foi testada no Irã em 2020. Os pesquisadores descobriram que as vitaminas C e E fornecem apenas um benefício leve e insignificante em pacientes hospitalizados não graves de Covid: "Hospitalizado pacientes com COVID-19 não graves foram divididos aleatoriamente em dois grupos - intervenção e controle. O grupo de intervenção receberia vitamina C oral 1000 mg por dia mais vitamina E oral 400 UI diariamente, além do regime de tratamento padrão nacional (hidroxicloroquina). O grupo de controle receberia apenas o regime padrão de hidroxicloroquina. A testagem foi mensurada durante o período de internação até a alta hospitalar ou internação na UTI. "A resposta clínica dos pacientes ao final do tratamento (seja cura, melhora ou falha), a duração da hospitalização e a taxa de mortalidade foram registradas e comparadas entre os grupos".

Resultados: "Durante o estudo, três pacientes do grupo intervenção (7,89%) e cinco pacientes do grupo controle (14,71%) tiveram falha no tratamento, enquanto todos os outros pacientes tiveram melhora clínica (P = 0,380). O tempo de internação foi menor no grupo intervenção (7,95 ± 3,18 dias) em relação ao grupo controle (8,03 ± 2,83 dias); no entanto, a diferença não foi estatisticamente significativa (P = 0,821). Além disso, nenhum paciente em ambos os grupos morreu durante o estudo". Eu quero levantar a hipótese de que a vitamina C pode ter limitado a capacidade de oxigenação do sangue da vitamina E e, portanto, reduzido o efeito. Como a vitamina C é um antagonista natural da B12, e a B12 é o que ajuda a produzir os glóbulos vermelhos necessários para o transporte de oxigênio, presumo que a vitamina C seja um tanto antagônica a esse mecanismo de oxigenação. Eu solicitaria que um estudo semelhante fosse feito novamente com a vitamina E sozinha, levando em consideração seu efeito no nível de oxigênio no sangue daqueles em cada grupo. Esta solicitação é feita com o objetivo de estudar métodos para melhorar a respiração sem o uso de equipamentos de oxigênio medicinal, liberando espaço nos hospitais para outras emergências. Esta também é uma tentativa de ajudar a estabelecer um protocolo domiciliar para os infectados pelo COVID-19, mas que hesitam em vacinar. Este estudo descobriu que a vitamina E e o ácido lipóico, mas não a vitamina C, melhoram a oxigenação do sangue

A ivermectina e a hidroxicloroquina foram usadas com algum sucesso na melhora dos sintomas; no entanto, essas drogas não estão prontamente disponíveis, apesar de sua eficácia. Eles também são desencorajados pela grande mídia por razões políticas, tornando ainda mais difícil defender seu uso. O esforço para encontrar continuamente avanços para lidar com problemas de falta de ar e fadiga decorrentes do COVID-19 ajudaria a reduzir a probabilidade de escassez de oxigênio em hospitais.

Na época do início da pandemia, a vitamina E foi associada a lesões pulmonares associadas ao uso de EVALI, cigarro eletrônico ou vaping, uma doença causada por vaping. Várias pessoas foram internadas em hospitais com danos pulmonares significativos. Estudos associaram o problema ao acetato de vitamina E. No entanto, gostaria de salientar que existem 2 formas principais de vitamina E. Uma é o alfa-tocoferol e a outra é o gama-tocoferol. O alfa tocoferol está associado a uma melhor função pulmonar, enquanto o gama-tocoferol está associado a uma função pulmonar inferior.

Um estudo publicado no Journal of Allergy and Clinical Imunology liderado pela professora de pediatria da Escola de Medicina da Universidade de Indiana Joan Cook-Mills, PhD, e Rajesh Kumar MD pesquisou os efeitos de diferentes formas de vitamina E no desenvolvimento pulmonar durante a primeira infância. Eles descobriram que certas formas de vitamina E têm diferentes funções e efeitos.

"O grupo analisou amostras de plasma de mais de 600 mães grávidas e seus filhos para medir os níveis de duas formas de vitamina E, chamadas alfa e gama-tocoferol, e a função pulmonar do início ao meio da infância". Ambas as formas da vitamina são encontradas em diferentes alimentos, desde o leite materno até os óleos de cozinha. Eles encontraram efeitos opostos de alfa-tocoferol e gamatocoferol. Alfa-tocoferol foi associado com melhor função pulmonar, enquanto gama-tocoferol foi associado com menor função pulmonar.

O gama-tocoferol é encontrado nos óleos de soja, milho e canola. Também é encontrado em óleos vaping. O estudo acima mencionado poderia apontar para a vitamina E como gama-tocoferol como o principal componente causador de dano pulmonar naqueles doentes com EVALI. Este problema vaping possivelmente reduziu a pesquisa eficaz sobre o efeito da vitamina E nos sintomas da Covid. A vitamina E que estou postulando para ter um efeito positivo nos problemas respiratórios e de fadiga decorrentes da Covid é d-alfa tocoferol ou dl-alfa tocoferol isolado em forma de cápsula de gel. A cápsula de gel, se mastigada em vez de engolida, pode promover uma absorção mais segura da vitamina E.

Ao usar as informações já formuladas, podemos fazer a transição para ataques cardíacos e seu lado da saúde. Em 2005, um estudo nacional descobriu que ataques cardíacos poderiam ser previstos simplesmente medindo a contagem de glóbulos brancos. "Como parte da Women's Health Initiative, apoiada pelo governo federal, investigadores em centros médicos em todos os Estados Unidos coletaram informações sobre 72.242 mulheres na pós-menopausa de 50 a 79 anos de idade. Todas estavam livres de doenças cardíacas e dos vasos sanguíneos no início do estudo. Durante seis anos de acompanhamento, ocorreram 1.626 mortes por doenças cardíacas, ataques cardíacos e derrames. Uma contagem de 6,7 é considerada na faixa superior do normal, então o que é "normal" pode ter que ser redefinido."

De nossa extrapolação anterior, este estudo indicaria que os ataques cardíacos seriam colocados no lado um da saúde, conforme mostrado no diagrama, o que significa que quaisquer outros fatores no lado um aumentariam e promoveriam as chances de um ataque cardíaco, enquanto os fatores no lado 2 diminuiria. Em comparação com ataques cardíacos, que ocorrem quando o fluxo sanguíneo para o coração é restrito o suficiente para danificar uma parte do músculo cardíaco, o Choque Cardiogênico ocorre quando o músculo cardíaco não bate forte o suficiente para bombear sangue e oxigênio adequados. Como ambos envolvem o coração, torna-se fácil colocar o choque cardiogênico e o ataque cardíaco do mesmo lado da saúde. Estudos, no entanto, mostraram que fatores contrários aos ataques cardíacos tendem a promover possíveis incidentes de parada cardíaca, o que difere dos ataques cardíacos porque a parada cardíaca é um problema elétrico em que o coração para de bater repentinamente. O aparecimento do diabetes tipo 1, que apresenta baixa contagem de glóbulos brancos, também tem sido associado à parada cardíaca súbita por choque, de acordo com um estudo de 2015 intitulado " Fatores de risco para morte súbita e parada cardíaca no início do diabetes tipo 1 fulminante melito".

A sepse, que é uma resposta imune inadequada a uma infecção também ligada a uma baixa contagem de glóbulos brancos, aumenta as chances de choque cardiogênico. Devido à natureza variada dos problemas cardíacos, terei que alinhar os problemas cardíacos com a pressão arterial de acordo, a fim de fazer a distinção entre alta contagem de glóbulos brancos, problemas relacionados ao coração e baixa contagem de glóbulos brancos/problemas relacionados ao coração. Isso é feito para entender a parada cardíaca súbita ocorrendo com fatores hipertensivos e a parada cardíaca súbita ocorrendo com fatores hipotensivos. No momento, podemos distinguir ataques cardíacos de choque cardiogênico e parada cardíaca e vincular pressão alta/glóbulos brancos altos a ataques cardíacos, e pressão arterial baixa, glóbulos brancos baixos a choque cardiogênico e parada cardíaca. Isso significa que colocar nosso corpo em posição de aumentar nossas chances de um deveria equivaler a diminuir nossas chances do outro. As estatinas, que são usadas para reduzir o colesterol e também reduzem a pressão sanguínea, reduzem o efeito das vacinas contra a gripe. A razão para isso é que o tratamento contra a gripe aumenta a pressão arterial, o que é o oposto do que as estatinas fazem. Em teoria, isso significaria que o aumento da pressão arterial é um componente-chave no combate à gripe/coronavírus, e não um efeito colateral. Isso se alinharia com nosso layout lado um/lado dois na outra página se colocássemos pressão alta em um lado da saúde e mantivéssemos gripe/coronavírus no outro. Também se alinharia com a hipótese de que qualquer fator de um lado pode neutralizar um fator do outro. De acordo com esse layout, como as estatinas reduzem a pressão arterial, elas promoveriam automaticamente os sintomas da gripe/coronavírus porque os sintomas da gripe/coronavírus e a pressão arterial baixa estariam do mesmo lado da saúde. Um estudo de 2021 intitulado "Efeito do uso de estatinas no risco de eficácia da vacina contra influenza e influenza", os pesquisadores descobriram que "houve um risco significativamente maior de influenza entre os usuários de estatinas, independentemente da vacinação. As estatinas podem aumentar o risco de influenza por meio de mecanismos imunomoduladores, ou isso pode ser confundido por outros fatores de risco para influenza. É importante que as pessoas que tomam estatinas sejam vacinadas contra a gripe. "Como foi descoberto no Volume 17 do American Journal of Hypertension que a contagem de glóbulos brancos aumenta na hipertensão, a pressão alta teria que estar do mesmo lado da saúde como alta contagem de glóbulos brancos. Portanto, pode-se avaliar que o oposto seria o caso da hipotensão (pressão arterial mais baixa), o que colocaria as estatinas do lado dos sintomas da gripe/coronavírus. Muitos relataram dor muscular e fraqueza no uso de estatinas, que são sintomas da gripe/coronavírus. As estatinas têm sido associadas a níveis mais altos de açúcar no sangue e maior risco de diabetes, que estão no mesmo lado da saúde da gripe/coronavírus. Eles também foram associados à depressão, perda de memória e suicídio, o que provavelmente colocaria essas qualidades do mesmo lado da gripe/coronavírus. Aqui está uma atualização para o layout da saúde:

Lado um da saúde	Lado dois da saúde
Resposta do interferon tipo 1	Formação de anticorpos
Glóbulo branco alto	Glóbulo branco baixo
Insulina alta	Baixa insulina no sangue
Pressão alta	Pressão sanguínea baixa
Câncer	sintomas de gripe/coronavírus
Problemas gastrointestinais	Vitamina A (beta-caroteno, açúcar)
Vitamina E	Malária
Anemia falciforme	estatinas
Ebola estágio 2	alto volume médio de plaquetas (MPV)
baixo volume médio de plaquetas (MPV)	Citomegalovírus
Ataque cardíaco	Choque cardiogênico e parada cardíaca
Felicidade (alta dopamina)	Depressão (dopamina baixa)

Para reiterar, a hipótese é que cada fator de um lado pode lutar contra qualquer fator do outro. A depressão se encaixa no lado dois da saúde devido ao relato de depressão com o uso de estatinas. Isso se alinha com a forma como a dopamina se livra da depressão e também como a dopamina é usada para reverter o choque cardiogênico. Como a vitamina D também está associada ao humor elevado, que corresponde a um nível mais alto de dopamina, a vitamina D também estaria no lado um. Magnésio, uma vez que está ligado a
pressão arterial mais baixa, iria para o lado dois. O cálcio, que é considerado um fator de risco aumentado para ataque cardíaco, ficaria no lado um. Então, se atualizarmos o lado um e o lado dois com o que acabamos de mencionar, começamos a entender melhor o corpo.

Lado um da saúde	Lado dois da saúde
Resposta do interferon tipo 1	formação de anticorpos
Glóbulo branco alto	Glóbulo branco baixo
Insulina alta	Baixa insulina no sangue
Pressão alta	Pressão sanguínea baixa
Câncer	sintomas de gripe/coronavírus
Problemas gastrointestinais	Vitamina A (beta-caroteno, açúcar)
Vitamina E	Malária
Anemia falciforme	estatinas
Ebola estágio 2	alto volume médio de plaquetas (MPV)
baixo volume médio de plaquetas (MPV)	Citomegalovírus
Ataque cardíaco	Choque cardiogênico e parada cardíaca
Felicidade (alta dopamina)	Depressão (dopamina baixa)
Vitamina D	Magnésio
Cálcio	

Tudo no lado um está essencialmente ligado e tudo no lado 2 está essencialmente ligado. Como a vitamina C e o açúcar têm uma estrutura semelhante, e descobriu-se que a vitamina C reduz o colesterol, a vitamina C ficaria no lado dois da saúde.

Isso se justifica porque a vitamina C como nutriente autônomo pode avançar ligeiramente nos estágios iniciais da infecção por influenza e coronavírus. A vitamina C tem uma estrutura molecular muito semelhante à glicose (açúcar) e isso deixa a possibilidade de que tanto os altos níveis de vitamina C quanto os altos níveis de glicose forneçam as condições ideais para o COVID-19 atacar o sistema de defesa imune do pulmão e obter acesso às células alveolares antes ligação ao receptor ACE2 humano. A pesquisa mostrou que altos níveis de glicose permitem que o vírus entre nas células pulmonares e se replique rapidamente, induzindo uma resposta pulmonar. Essa resposta é causada pelo sistema imunológico enviando células imunes ao local para combater a ameaça. As citocinas são produzidas como parte da resposta. Essas citocinas são responsáveis pelas comunicações célula a célula e, se forem produzidas em excesso, o resultado é o que chamamos de tempestade de citocinas. Isso pode levar a pneumonia e falência de órgãos. Um estudo envolvendo a análise de amostras de sangue coletadas de 119 pacientes com influenza em dois hospitais em Wuhan, na China, descobriu que os pacientes com níveis mais altos de glicose eram mais propensos a sofrer uma tempestade de citocinas. Suas descobertas afirmaram por que os pacientes com diabetes são mais propensos a sofrer tempestades de citocinas e ter resultados piores com infecções por influenza e coronavírus.

Um estudo de caso na reunião anual da Endocrine Society (ENDO), de 17 a 20 de março, apresentou um exemplo de leitura falsa de glicose alta no sangue como resultado da alta ingestão de vitamina C. O dispositivo Glucometer usado para medir a glicose no sangue não conseguiu distinguir a glicose da vitamina C. Isso resultou em uma falsa leitura de glicose alta no sangue. No entanto, um exame de sangue mostrou que seus níveis de glicose eram significativamente mais baixos. Suponho que o mesmo esteja acontecendo com a gripe e o coronavírus. Ao entrar no corpo, o vírus não vê diferença entre vitamina C ou glicose e se beneficia da presença de ambas. A vitamina C e a glicose têm a mesma estrutura molecular e isso também é aparente para o vírus. Numerosos estudos mostraram que a vitamina C não faz nada para prevenir ou tratar gripes ou resfriados. Minha hipótese é que a vitamina C como uma medida autônoma pode exacerbar os sintomas e pode ter um efeito antagônico sobre os nutrientes que podem subverter a gripe ou os coronavírus. Pode ser por isso que, embora a vitamina C seja um consenso comum como algo que pode combater os sintomas da gripe, ela ainda não evita o número de casos todos os anos.

Pessoalmente, descobri que a vitamina C é mais benéfica para aliviar problemas de fígado / perda de apetite. Achei o óxido de magnésio o mais benéfico para aliviar problemas de náusea/vômito. Descobri que a vitamina E (dl-alfa tocoferol) é mais benéfica para aliviar os sintomas iniciais de gripe/resfriado, como fadiga. Descobri que a glicose/vitamina C aumenta a suscetibilidade a sintomas de gripe/resfriado. Descobri que a vitamina E aumenta a suscetibilidade a problemas de náusea/vômito. Descobri que o óxido de magnésio aumenta a suscetibilidade a problemas de perda de apetite. Para problemas de coração / colesterol alto / pressão alta, descobri que o óxido de magnésio e a vitamina C combinados são os mais benéficos.

Alguns nutrientes podem diminuir o estresse oxidativo em alguns órgãos, mas também podem aumentá-lo em outros órgãos. Muitas pessoas relataram sucesso no uso de vitamina C para tratar os sintomas da gripe. Em muitos desses casos, a vitamina C foi ingerida com outras vitaminas nutritivas, como vitamina D e zinco, que podem ter tido um papel mais significativo na redução dos sintomas iniciais da gripe do que a vitamina C. É possível que a vitamina C possa ter inibido o efeito autônomo efeitos do zinco e outras vitaminas/minerais usados em vários estudos. Minha hipótese é que o componente-chave no combate às manifestações iniciais de gripe ou coronavírus é a regulação positiva da expressão da proteína transportadora Glut-1. Isso acontece diminuindo os níveis circulantes de glicose no sangue e vitamina C no corpo. Tanto a vitamina C quanto a glicose entram nas células usando o receptor Glut-1 e, enquanto a vitamina C e a glicose permanecerem circulando na corrente sanguínea em níveis elevados, a expressão do Glut-1 permanecerá regulada negativamente.

De acordo com estudos, a alta circulação de glicose no sangue (hiperglicemia) e alta circulação de vitamina C podem regular negativamente a expressão de Glut-1. A baixa glicose no sangue circulante (hipoglicemia) e a baixa circulação de vitamina C podem regular positivamente a expressão de Glut-1. (A hidroxicloroquina pode ser a melhor para induzir o ambiente de glicose mais baixo necessário para a regulação positiva do Glut-1.) Descobriu-se que o COVID 19 diminui a expressão do Glut 1.

Monócitos e macrófagos são tipos de células imunes enriquecidas nos pulmões de pacientes com COVID-19. Quando infectadas por influenza ou coronavírus, essas células adaptam seu metabolismo e se tornam altamente glicolíticas. As células começaram a converter glicose em energia em alta velocidade. Isso ajuda a facilitar a replicação viral. A replicação do vírus, portanto, torna-se dependente da glicose circulante no sangue e da vitamina C e da correspondente redução da expressão de Glut-1. É certamente observável que a vitamina C pode ajudar a aliviar os efeitos posteriores dos mecanismos envolvidos na resposta imune. Certamente pode ajudar o fígado a se recuperar do tratamento prolongado com influenza ou coronavírus. Mas, em última análise, devido à ligação da vitamina C com o açúcar por meio de semelhanças na estrutura molecular, justifica-se que a vitamina C seja colocada no lado dois da saúde.

Isso nos leva à vitamina K, usada pelos hospitais para tratar pacientes com problemas de sangramento. Como a vitamina K é um antagonista da vitamina E devido ao fato de que a vitamina K é um coágulo sanguíneo e a vVtamin E é um anticoagulante, a vitamina K ficaria no lado dois. A vitamina B12 tem sido associada ao câncer de pulmão e é um antagonista natural da vitamina C. Isso justificaria facilmente a adesão da vitamina B12 ao lado um. A vitamina B12 é o principal nutriente para reverter os altos níveis de homocisteína.

A redução dos níveis de homocisteína em pacientes com COVID-19 pode ser a maneira mais eficiente de diminuir o volume médio de plaquetas (VPM) e reduzir o risco de coágulos sanguíneos. A pesquisa descobriu que contagens altas de plaquetas e altos níveis de homocisteína são marcadores de risco de coágulos sanguíneos. Embora os anticoagulantes ajudem a diminuir a contagem de plaquetas, descobriu-se que eles têm apenas um efeito mínimo no volume de plaquetas. Os níveis de homocisteína podem ser a razão.

A homocisteína é um aminoácido usado para produzir proteínas. É formado quando a metionina, outro aminoácido, é decomposta no corpo. Todo mundo tem um pouco de homocisteína no sangue. No entanto, quando os níveis de homocisteína se tornam elevados, pode causar irritação dos vasos sanguíneos. Níveis elevados de homocisteína mostram um risco aumentado de endurecimento das artérias, ataque cardíaco, derrame e trombose venosa. A vacina da Pfizer, de acordo com o CDC, aumenta o risco de AVC íquêmico em pessoas com mais de 65 anos. , sugerindo que os níveis séricos de homocisteína podem ser um fator de risco para acidente vascular cerebral isquêmico em chineses. Isso ajuda a corroborar a ideia de que a reativação do CMV leva à hiper-homocisteinemia e a altos níveis de MPV que aumentam o risco de acidente vascular cerebral, coágulos sanguíneos e outros sintomas neurológicos. A redução dos níveis de homocisteína requer a regeneração da metionina a partir da homocisteína, e esse processo depende da vitamina B12 (cobalamina). A vitamina B12 basicamente decompõe a homocisteína de volta em metionina e outros aminoácidos necessários ao organismo. A vitamina B12 intravenosa durante o curso do tratamento com COVID-19 pode reduzir significativamente o risco de coágulos sanguíneos e resolver o enigma de por que pacientes com baixa contagem de plaquetas ainda apresentavam coágulos sanguíneos. Além de diminuir os níveis de homocisteína, a vitamina B12 demonstrou em estudos que também reduz os níveis de MPV. Isso poderia inferir que a homocisteína e o MPV estão intrinsecamente conectados e correlacionados. Pessoalmente, descobri que a vitamina B12, mais do que os anticoagulantes, é útil para me permitir ficar sentado por longos períodos de tempo sem inchaço na perna esquerda. O inchaço da perna esquerda é um sintoma precoce de trombose venosa profunda. Isso se traduziria na redução do risco de coágulos sanguíneos para pacientes com COVID-19 acamados. A vitamina B12 também ajuda o corpo a produzir glóbulos vermelhos, que são necessários para transportar oxigênio pelo corpo.

Isso põe em questão a controvérsia da vitamina C. A vitamina C e a B12 têm uma relação antagônica. Por esta razão, presumo que a vitamina C como um nutriente autônomo pode aumentar os níveis de homocisteína no corpo como resultado de seu antagonismo a muitos dos processos da vitamina B12. Este efeito da vitamina C pode ser prejudicial. Proponho que a vitamina E e a vitamina B12 combinadas possam auxiliar no processo de reoxigenação. As vitaminas E e B12 também podem desempenhar um papel na compensação dos efeitos adversos da vacina.

Presume-se que a patogênese do citomagelovírus seja hiper-homocisteinemia extrema, resultando em complicações graves de coagulação do sangue e problemas neurológicos.

A vitamina E pode diminuir a contagem de plaquetas, enquanto a B12 pode diminuir o volume de plaquetas. Este estudo intitulado "Elevated Total Homocysteine Predicts In-Hospital Pneumonia and Poor Functional Outcomes in Acute Ischemic Stroke" descobriu que "o risco de pneumonia intra-hospitalar foi significativamente maior em pacientes com o nível mais alto de homocisteína em comparação com aqueles com o nível mais baixo de homocisteína".

Os pesquisadores devem ter em mente que o uso prolongado de vitamina E e vitamina B12 pode aumentar o risco de câncer e acelerar o crescimento do tumor.

Presumo que a única maneira de corrigir um alto volume médio de plaquetas e uma baixa contagem de plaquetas seja visando e diminuindo os níveis de homocisteína. Como o alto MPV já está colocado no lado dois da saúde, também podemos colocar altos níveis de homocisteína nesse lado. A homocisteína é um aminoácido usado para produzir proteínas e é formado quando a metionina, outro aminoácido, é decomposta no corpo. Quando a homocisteína se torna elevada, pode causar irritação dos vasos sanguíneos e aumentar o risco de endurecimento das artérias, ataque cardíaco, derrame e trombose venosa.

Este estudo chamado "A homocisteinemia está inversamente correlacionada com a contagem de plaquetas e diretamente correlacionada com os níveis de sE e sP-selectina em mulheres homozigotas para C677T metilenotetraidrofolato redutase" constatou que a homocisteinemia, que é níveis altamente elevados de homocisteína, está inversamente correlacionada com a contagem de plaquetas. Isso significa que a homocisteína elevada se correlaciona com uma contagem de plaquetas mais baixa. Um estudo intitulado "A homocisteína total elevada está associada ao aumento da ativação plaquetária no local da lesão microvascular: efeitos da administração de ácido fólico" descobriu que níveis elevados de homocisteína se correlacionavam com um volume médio de plaquetas mais alto. Esses achados infeririam que níveis elevados de homocisteína desencadeiam tanto baixa contagem de plaquetas quanto alto volume de plaquetas e, portanto, seriam os culpados pela condição conhecida como trombose com trombocitopenia. Este estudo de 2015 intitulado "A deficiência de vitamina B12 e/ou folato é uma causa de macrotrombocitopenia" infere que é provável que a deficiência de vitamina B12 e/ou folato seja um fator proeminente para "trombocitopenia com plaquetas de tamanho maior que o normal". O pesquisador descobriu que pacientes com B12 em níveis abaixo do normal também apresentavam altos níveis de MPV com trombocitopenia. O estudo também mencionou que os níveis de B12 nem sempre indicam o estado de deficiência e que o nível plasmático de homocisteína total e o nível sérico de ácido metilmalônico seriam um parâmetro melhor para identificar e avaliar a deficiência de B12. O estudo também observou que "existe a possibilidade de que esses pacientes possam ter adquirido trombocitopenia devido a uma patologia imunológica ou outra de consumo e, como a medula óssea teria tentado regenerar mais plaquetas para compensar, os estoques de vitamina B12 caíram. Nesses pacientes, isso deu origem a níveis normais baixos da vitamina. No entanto, clinicamente não há nenhuma outra característica nesses pacientes para apoiar essa hipótese". Com esta informação, pode-se supor que a imunossupressão de vacinas, transplante de órgãos e transfusão de sangue leva a medula óssea a tentar compensar produzindo mais plaquetas rapidamente. As plaquetas também são respostas críticas à infecção viral. As plaquetas interagem com os patógenos virais, o que leva à ativação das plaquetas. Pode-se presumir que, se os mecanismos para a eliminação viral precoce forem suprimidos, a medula óssea poderia tentar compensar liberando plaquetas novas e altamente ativas para lidar com o vírus. Lembre-se de que essas novas plaquetas são mais jovens e mais reativas e, portanto, aumentam o risco de coágulos sanguíneos, independentemente da contagem de plaquetas. É o que está acontecendo com aqueles que apresentam reações adversas à vacina COVID-19.

Presumo, com base em minha pesquisa, que tanto o MPV alto quanto a expressão de GLUT1 regulada negativamente podem avançar na patogênese do COVID-19. Semelhante aos infectados com COVID-19, um alto nível de MPV e GLUT-1 regulado negativamente também foram encontrados naqueles com Diabetes Mellitus tipo 2 e hiperglicemia. Isso ressalta a pesquisa que vincula o COVID-19 a níveis mais altos de glicose no sangue, MPV mais alto e regulação negativa da expressão da proteína transportadora GLUT1.

Embora a alteração desses fatores possa subverter a patogênese do COVID 19, os pesquisadores devem estar cientes de que a reversão do alto MPV e a regulação negativa do GLUT-1 podem aumentar os fatores de risco para câncer e crescimento tumoral. Ao contrário do COVID-19, os cânceres têm sido associados a menor MPV e regulação positiva de GLUT-1. Essa oscilação do pêndulo pode indicar que, à medida que aumentam as doenças por influenza e coronavírus, as taxas de câncer podem cair e vice-versa. Espero que os pesquisadores analisem como aumentar o risco em uma área diminui o risco em outra e como essa perspectiva deve se tornar parte da nomenclatura médica. Compreender e controlar essa oscilação do pêndulo pode ser fundamental para o avanço da pesquisa médica

Agora, voltando ao lado um e dois da saúde, podemos alocar homocisteína elevada para o lado 2 e homocisteína mais baixa para o lado 1. Como a vitamina C aumenta a absorção de ferro, o ferro iria para o lado dois. Como o ferro interrompe a absorção de zinco, o zinco iria para o lado um. Aqui está outra atualização do lado um e do lado dois na próxima página.

Uma nota rápida sobre comprimidos de magnésio. Mastigar um comprimido de óxido de magnésio (250mg-500mg) parece dissuadir os sintomas de náusea relacionados a um ataque iminente de vômito.

Lado um da saúde	Lado dois da saúde
Resposta do interferon tipo 1	formação de anticorpos
Glóbulo branco alto	Glóbulo branco baixo
Insulina alta	Baixa insulina no sangue
Pressão alta	Pressão sanguínea baixa
Câncer	sintomas de gripe/coronavírus
Problemas gastrointestinais	Vitamina A (beta-caroteno, açúcar)
Vitamina E	Malária
Anemia falciforme	estatinas
Ebola estágio 2	Ebola estágio 1
baixo volume médio de plaquetas (MPV)	alto volume médio de plaquetas (MPV)
Ataque cardíaco	Citomegalovírus
Felicidade (alta dopamina)	Choque cardiogênico e parada cardíaca
Vitamina D	Depressão (dopamina baixa)
Cálcio	Magnésio
Vitamina b12	Vitamina C
Zinco	Vitamina K
Baixa homocisteína	Ferro
	alta homocisteína

Mais pesquisas sobre as ligações entre vitaminas/minerais e doenças forneceriam uma visão ainda mais abrangente sobre o lado um e o lado dois da saúde. Se tentarmos colocar o consumo de álcool e o consumo de cafeína em qualquer um dos lados da lista, teremos problemas. Em muitos estudos, o consumo de álcool tem sido associado a uma menor contagem de glóbulos brancos. Por outro lado, a cafeína tem sido associada a uma maior contagem de glóbulos brancos

A questão é que a cafeína esgota os níveis de cálcio no corpo, e o cálcio é um defensor da alta contagem de glóbulos brancos, de acordo com o lado um e o lado dois da saúde. Em conjunto com o estudo de que a cafeína aumenta a contagem de glóbulos brancos, a cafeína se torna um antagonista e um suporte de fatores do mesmo lado da lista (neste caso, cálcio e alta contagem de glóbulos brancos, respectivamente). Em contraste, e de acordo com minha lógica baseada no lado um/lado dois da saúde, a cafeína realmente reduziria a contagem de glóbulos brancos, enquanto o álcool aumentaria a contagem de glóbulos brancos. Para tornar isso verdade e alinhá-los adequadamente com os lados um e dois da saúde, temos que associar fatores que ocorrem DEPOIS dessas drogas (álcool e cafeína) terem sido usadas e liberadas do corpo...... o efeito colateral padrão das drogas reais. Ou seja, os sintomas que surgem depois que o álcool ou a cafeína saíram ou estão saindo da corrente sanguínea, devem ser o fator decisivo para as implicações de seu uso. Como o cálcio é esgotado à medida que a urina e as fezes eliminam a cafeína do corpo, a deficiência de cálcio e suas características correspondentes seriam alinhadas com a cafeína. Como a deficiência de cálcio aponta para o humor deprimido, que aponta para baixa dopamina, a cafeína se correlacionaria com o lado dois da saúde. Em um estudo feito sobre os efeitos da abstinência alcoólica no cérebro, os cientistas descobriram que após a queda da dopamina durante um breve período de abstinência após o consumo de álcool, ocorre um aumento acentuado da dopamina excessiva à medida que o período de abstinência se torna mais longo. Mesmo que esse aumento coincida com menos receptividade à dopamina, ele resulta em mais dopamina na corrente sanguínea. Este estado é chamado de estado hiperdopaminérgico. O nome do estudo é intitulado "Estado hiperdopaminérgico no alcoolismo".

Pode-se supor que, durante esse estado hiperdopaminérgico de hiperatividade, a contagem de glóbulos brancos aumentaria consideravelmente, assim como a pressão arterial, juntamente com todos os seus fatores correlacionados. Esse resultado teria que ser padrão para definir o efeito do álcool no corpo, de modo a adequá-lo ao lado apropriado da saúde, que seria o lado um. Em essência, e hipoteticamente, o álcool seria capaz de combater os sintomas da gripe/coronavírus, enquanto a cafeína combateria os problemas gastro/náuseas. Em apoio ao álcool que combate os sintomas da gripe / coronavírus, o Dr. William Schaffner, presidente de medicina preventiva do Vanderbilt University Medical Center, disse à ABC News em 2018: "O álcool dilata um pouco os vasos sanguíneos e isso facilita o trabalho das membranas mucosas. para lidar com a infecção",

No entanto, para estar mais alinhado com o lado um e o lado dois da saúde, eu teria que concluir que a constrição dos vasos sanguíneos pelo álcool faria mais sentido como atenuante dos sintomas do resfriado. Os descongestionantes, que são um padrão para combater o resfriado ou gripe/coronavírus, aumentam a pressão arterial. Assim, portanto, o álcool teria que se alinhar com esses fatores para cumprir totalmente o lado um e o lado dois da saúde (a pressão alta está do lado oposto da gripe/coronavírus e, portanto, um antagonista dos sintomas da gripe/coronavírus) e também prevalecentes determinantes medicinais. Em um estudo francês, pesquisadores publicaram na revista Neurology um artigo que mostrava que bebedores pesados correm maior risco de AVC do tipo hemorrágico, semelhante ao que acontece com pessoas que têm ebola. Isso afirma ainda mais que o álcool está sendo colocado no lado um da saúde.

Isso abre a porta para a cafeína antagonizar coisas como pressão alta, contagem alta de glóbulos brancos e problemas gastro/náuseas. Houve estudos que apontam para o café para baixar a pressão arterial. Embora seja bem conhecido que o café aumentaria a pressão sanguínea durante a ingestão, fatores determinantes após o café ser usado e liberado pelo corpo... como o resultado real do café... pressão devido a uma depleção de cálcio. De acordo com o Webmd, "os bloqueadores dos canais de cálcio são medicamentos usados para baixar a pressão arterial. Eles funcionam diminuindo o movimento do cálcio nas células do coração e nas paredes dos vasos sanguíneos, o que facilita o bombeamento do coração e dilata os vasos sanguíneos. Como como resultado, o coração não precisa trabalhar tanto e a pressão arterial diminui." Isso nos permite entender perfeitamente como os estudos descobririam que o café (antagonismo da cafeína ao cálcio) reduziria a pressão arterial. Mais estudos apóiam o café na redução da pressão arterial. "Pesquisadores do Centro de Investigações Clínicas e Preventivas em Paris, França, observaram a pressão arterial de quase 200.000 homens e mulheres entre 16 e 95 anos por 10 anos e registraram sua pressão arterial, pressão de pulso e frequência cardíaca. As descobertas revelaram que aqueles que evitaram o consumo de café e chá juntos tiveram as taxas mais altas de pressão arterial, pressão de pulso e frequência cardíaca. E aqueles que bebiam chá com mais frequência tinham os melhores relatórios de saúde. beba café de jeito nenhum." Podemos atualizar nosso lado um e lado dois da saúde com álcool e cafeína:

Lado um da saúde	Lado dois da saúde
Resposta do interferon tipo 1	Formação de anticorpos
Glóbulo branco alto	Glóbulo branco baixo
Insulina alta	Baixa insulina no sangue
Pressão alta	Pressão sanguínea baixa
Câncer	sintomas de gripe/coronavírus
Problemas gastrointestinais	Vitamina A (beta-caroteno, açúcar)
Vitamina E	Malária
Anemia falciforme	estatinas
Ebola estágio 2	Ebola estágio 1
baixo volume médio de plaquetas (MPV)	alto volume médio de plaquetas (MPV)
Ataque cardíaco	Citomegalovírus
Felicidade (alta dopamina)	Choque cardiogênico e parada cardíaca
Vitamina D	
Cálcio	Depressão (dopamina baixa)
Vitamina b12	Magnésio
Zinco	Vitamina C
Baixa Homocisteína	Vitamina K
álcool	Ferro
afinamento do sangue	alta homocisteína
	cafeína
	coágulo sanguíneo

A quimioterapia, que é um tratamento usado para combater o câncer, envolve uma série de efeitos colaterais, como sintomas de gripe/coronavírus, glóbulos brancos baixos, pressão arterial baixa. Ao observar o lado dois da saúde, pode-se notar que muitos desses efeitos colaterais relacionados à quimioterapia são encontrados em muitos dos componentes do lado dois. A observação de vitaminas também se aplica aqui. Por exemplo, a quimioterapia também é conhecida por aumentar as chances de formação de coágulos sanguíneos e, ao observar o lado dois da saúde, podemos ver que a vitamina K, que ativa o mecanismo de coagulação sanguínea de nossos corpos, confirma esse diagnóstico. Porque o câncer obviamente estaria no lado oposto da quimioterapia, no lado um, a quimioterapia se torna um tratamento potencial para lutar contra todas as coisas relacionadas ao lado um da saúde... não apenas câncer, mas doenças cardíacas, ebola, anemia falciforme, pressão alta, colesterol alto. Após pesquisas, descobrimos que as drogas quimioterápicas têm sido usadas com algum sucesso contra as mencionadas acima. No entanto, a quimioterapia tem sido associada ao colesterol alto, o que não faria sentido em nosso layout de saúde se colocássemos o colesterol alto no lado um. Pesquisas posteriores mostram que isso não pode ser resolvido simplesmente com colesterol alto no lado um e colesterol baixo no lado dois da saúde. Isso indica a necessidade de delinear. O colesterol alto no lado um da saúde teria que ser designado como colesterol HDL alto, enquanto o colesterol baixo no lado dois teria que ser designado como colesterol HDL baixo. O colesterol HDL é considerado o colesterol bom. O LDL baixo (colesterol ruim) teria que ser colocado no lado um, com o LDL alto colocado no lado dois. Isso se alinharia com estudos que colocam o LDL baixo como um risco de câncer e o LDL alto como um sintoma da quimioterapia. Fazer isso essencialmente vincularia beta-caroteno, vitamina A, C e K a LDL alto e triglicerídeos altos. Por mais confuso que pareça, na verdade explicaria por que os veganos estão obtendo altas contagens de LDL em exames de sangue. Portanto, é assim que nosso layout atualizado do lado um e do lado dois da saúde ficaria:

Lado um da saúde	Lado dois da saúde
Resposta do interferon tipo 1	Formação de anticorpos
Glóbulo branco alto	Glóbulo branco baixo
Insulina alta	Baixa insulina no sangue
Pressão alta	Pressão sanguínea baixa
Câncer	sintomas de gripe/coronavírus
Problemas gastrointestinais	Vitamina A (beta-caroteno, açúcar)
Vitamina E	Malária
Anemia falciforme	estatinas
Ebola estágio 2	Ebola estágio 1
baixo volume médio de plaquetas (MPV)	alto volume médio de plaquetas (MPV)
Ataque cardíaco	Citomegalovírus
Felicidade (alta dopamina)	Choque cardiogênico e parada cardíaca
Vitamina D	Depressão (dopamina baixa)
Cálcio	Magnésio
Vitamina b12	Vitamina C
Zinco	Vitamina K
Baixa homocisteína	Ferro
álcool	alta homocisteína
afinamento do sangue	cafeína
Colesterol HDL alto (bom colesterol)	coágulo sanguíneo
colesterol LDL baixo (mau colesterol)	Colesterol HDL baixo (bom colesterol)
	Colesterol LDL alto (mau colesterol)
	Triglicerídeos altos

Portanto, agora podemos procurar evidências de que a quimioterapia é um antagonista do lado um da saúde e um promotor de fatores em seu próprio lado, lado dois. A síndrome metabólica, que é uma combinação de anormalidades bioquímicas associadas a problemas cardiovasculares, aumentou entre os sobreviventes de câncer após tratamento quimioterápico. A fonte deste estudo é intitulada "Síndrome metabólica induzida por tratamento anticancerígeno em sobreviventes de câncer infantil" e é do jornal de Endocrinologia e Metabolismo.

Para evitar confusão, é necessário fazer uma distinção clara entre ataque cardíaco no lado um e problemas de coágulos sanguíneos no lado 2, que levam ao ataque cardíaco. O ataque cardíaco no lado um está relacionado a doenças cardiovasculares e o lado dois está relacionado a problemas de circulação. Embolia seria a melhor maneira de descrever um evento cardíaco no lado dois. Acho que problemas cardíacos e coágulos sanguíneos são usados de forma intercambiável, pois os coágulos cortam o oxigênio para o coração, o que causa ataques cardíacos. Portanto, pode ser confuso ao ler a terminologia médica e decifrar o que se entende por ataque cardíaco. Sabe-se que os veganos correm o risco de coágulos sanguíneos, ao mesmo tempo em que estão protegidos contra doenças cardiovasculares. Isso por si só infere que os mecanismos de coagulação do sangue, como os invocados pela vitamina K, realmente combatem as doenças cardiovasculares. Assim, a síndrome metabólica decorrente da quimioterapia deve estar relacionada a fatores de coagulação. De acordo com o layout, o LDL alto também deve estar relacionado a problemas de coagulação e não a doenças cardiovasculares. Mais pesquisas estão surgindo de que o colesterol LDL não está realmente ligado a doenças cardíacas.

Isso possivelmente abre a porta para também levantar a hipótese de que o LDL alto pode combater o câncer. De fato, em um estudo de 2012 chamado "O colesterol LDL baixo está relacionado ao risco de câncer" pelo American College of Cardiology, os pesquisadores descobriram que o colesterol LDL baixo é um fator de risco para o câncer.

Isso se alinha perfeitamente com o layout do lado um e do lado dois da saúde, pois o colesterol LDL alto está no lado oposto do câncer. No entanto, encontramos problemas com a colocação adequada de estatinas. Como as estatinas são conhecidas por reduzir o colesterol LDL, elas não podem ser colocadas do mesmo lado que o colesterol LDL alto. Se movermos as estatinas para o lado da saúde, isso faria das estatinas um defensor do câncer e do colesterol HDL alto, mas um lutador contra a gripe/coronavírus e a malária. Aqui estaria o novo layout com estatinas agora no lado um da saúde:

Lado um da saúde	Lado dois da saúde
Resposta do interferon tipo 1	Formação de anticorpos
Glóbulo branco alto	Glóbulo branco baixo
Insulina alta	Baixa insulina no sangue
Pressão alta	Pressão sanguínea baixa
Câncer	sintomas de gripe/coronavírus
Problemas gastrointestinais	Vitamina A (beta-caroteno, açúcar)
Vitamina E	Malária
Anemia falciforme	Ebola estágio 1
Ebola estágio 2	alto volume médio de plaquetas (MPV)
baixo volume médio de plaquetas (MPV)	Citomegalovírus
Ataque cardíaco	Choque cardiogênico e parada cardíaca
Felicidade (alta dopamina)	Depressão (dopamina baixa)
Vitamina D	Magnésio
Cálcio	Vitamina C
Vitamina b12	Vitamina K
Zinco	Ferro
Baixa homocisteína	alta homocisteína
Álcool	Cafeína
Afinamento do sangue	coágulo sanguíneo
Colesterol HDL alto (bom colesterol)	Colesterol HDL baixo (bom colesterol)
colesterol LDL baixo (mau colesterol)	Colesterol LDL alto (mau colesterol)
estatinas	Triglicerídeos altos

As estatinas como um lutador contra a depressão ainda representam um problema, pois as estatinas são conhecidas por causar depressão. Como as estatinas, nesse layout, apoiariam ataques cardíacos por doenças cardíacas, a prevenção de ataques cardíacos relacionados ao uso de estatinas deve estar associada à formação de coágulos sanguíneos relacionados a embolias. Uma vez que as estatinas diminuíram o risco de coágulos sanguíneos em um estudo da Lancet Hematology intitulado "Estatinas e prevenção primária de tromboembolismo venoso: uma revisão sistemática e meta-análise", podemos sugerir a hipótese de que as estatinas se relacionam apenas com a luta contra ataques cardíacos decorrentes de isso, e não de doença cardíaca.

O estudo que mostrou que o LDL alto não está ligado a doenças cardiovasculares apóia a ideia de que as estatinas não preveniriam doenças cardíacas, conforme mostrado no lado um da saúde.

A divisão dos aspectos de saúde em dois lados permite que a filosofia da saúde dê sentido a fatores complexos relacionados aos diferentes tipos de coisas que consumimos e aos protocolos de tratamento que seguimos.

Numerosos estudos foram realizados para verificar se a hidroxicloroquina poderia ser considerada um tratamento eficaz para o COVID-19. No entanto, depois que várias pessoas relataram efeitos colaterais adversos graves, o consenso geral tornou-se amplamente pessimista sobre a eficácia da hidroxicloroquina. A razão pela qual considerei a recomendação de um medicamento contra a malária como um raciocínio sólido é baseada em minha pesquisa para entender como a saúde geral é dividida principalmente em dois lados opostos. A lista de sintomas, vitaminas e minerais de um lado pode lutar contra os sintomas, vitaminas e minerais do outro lado. Meu raciocínio infere que, como a vitamina E é designada para o lado um da saúde, enquanto a gripe é designada para o lado dois, a vitamina E pode ser facilmente indicada como candidata ao tratamento de qualquer coisa semelhante à gripe (eu infiro o COVID-19 como uma doença semelhante à gripe). doença). Porque existe a hipótese de que qualquer coisa do lado um pode lutar contra qualquer coisa do lado dois, teoricamente - como resultado disso - qualquer sintoma, vitamina ou mineral do lado um é um candidato a lutar contra qualquer sintoma, vitamina ou mineral do lado dois . A julgar pela maneira como os componentes (sintoma, vitamina ou mineral) de cada lado são alocados com alta insulina no lado um versus gripe e malária no lado dois. A hidroxicloroquina tem efeito colateral de alta insulina/hipoglicemiante e se torna uma proposta sólida no combate ao COVID-19. Os casos fatais relacionados ao uso de hidroxicloroquina mostram que os efeitos adversos refletem fortemente os efeitos adversos da hipoglicemia extrema e da overdose de insulina, que normalmente terminam em parada cardíaca. Este não é o caso de todos os tratamentos relatados de COVID-19 com hidroxicloroquina. A hidroxicloroquina foi considerada eficaz em alguns estudos. O tratamento com hidroxicloroquina reduziu significativamente a taxa de mortalidade em pacientes hospitalizados com COVID-19 – e sem efeitos colaterais relacionados ao coração, de acordo com um novo estudo publicado pelo Henry Ford Health System.

O que a hidroxicloroquina faz é extrair o componente de alta insulina do lado um e usá-lo para lutar contra os componentes do lado dois. Além disso, não se deve presumir que isso infere que um componente de um lado não apresenta problemas caso seja administrado além do necessário para o tratamento. Isso está acontecendo com o uso da Hidroxicloroquina em alguns casos. Uma boa analogia é beber não apenas água suficiente apenas para satisfazer a sede, mas beber demais não apenas para satisfazer a sede, mas também para exagerar e, ao mesmo tempo, levar a pessoa à intoxicação por água. Nisso, pode-se entender que tal cenário não descarta totalmente a água como um tratamento eficaz para a sede. A chave para qualquer pesquisa adicional sobre a hidroxicloroquina seria entender o nível inicial de insulina de cada paciente e administrá-lo com base nisso, a fim de contornar os perigos do sintoma de hipoglicemia/alta overdose de insulina dos efeitos adversos da hidroxicloroquina.

Outro exemplo que afirma o layout lado 1/lado 2 da saúde são os resultados promissores que a vitamina D mostrou na pesquisa do coronavírus. Estudos realizados por Michael F. Holick - professor de fisiologia, medicina e medicina molecular e biofísica na Escola de Medicina da Universidade de Boston - descobriram que pacientes com COVID-19 com mais de 40 anos e níveis suficientes de vitamina D tinham 51% menos probabilidade de morrer de o vírus. Também foi concluído que qualquer pessoa que tivesse níveis suficientes de vitamina D em seu sistema tinha um risco reduzido de contrair o vírus em 54%. A vitamina D está alinhada do mesmo lado da saúde que a insulina alta, que foi o efeito dos protocolos de hidroxicloroquina usados para combater o COVID-19. Isso afirma ainda mais a perspectiva de 2 lados opostos da saúde.

O sucesso dos anticoagulantes no tratamento do COVID 19 também confirma o layout lado 1/lado 2 da saúde. Um estudo observacional feito por pesquisadores do Mount Sinai, em Nova York, descobriu que pacientes hospitalizados com COVID-19 que tomaram prescrições de anticoagulantes tiveram um risco de morte 50% menor. Eles também verificaram os registros de autópsia de pacientes com COVID-19 no Monte Sinai e descobriram que 11 dos 26 pacientes tinham coágulos sanguíneos nos pulmões, cérebro e coração que não foram detectados no hospital.

Cientistas do Rensselaer Polytechnic Institute descobriram a eficácia dos anticoagulantes na neutralização do coronavírus. Eles descobriram que o anticoagulante heparina era eficaz em impedir que o vírus infectasse células saudáveis.

Os estudos sobre anticoagulantes como tratamento eficaz justificam a proposta da Vitamina E, uma vez que também possui propriedades anticoagulantes. A diluição do sangue está alinhada do mesmo lado da saúde que a vitamina D e a alta insulina.

Com o Remdesivir, um medicamento antiviral fabricado pela farmacêutica Gilead Sciences, pode-se obter informações sobre os efeitos colaterais do Remdesivir que o Remdesivir também está extraindo do lado 1 da saúde, especificamente dos gastroproblemas que foram definidos como antagônicos à gripe. como doenças. O efeito colateral mais comum descoberto em pacientes tratados para COVID-19 usando remdesivir foi náusea. Isso faz do Remdesivir uma proposta sólida contra o coronavírus. Em uma análise de 600 pacientes, publicada pelo Journal of the American Medical Association, o estudo em pacientes com COVID-19 moderadamente doentes mostrou que 11 dias após o início do tratamento - 65% dos pacientes de 10 dias com Remdesivir, 70% dos 5 pacientes do dia e 60% dos pacientes do tratamento padrão deixaram o hospital. "Os efeitos colaterais observados com mais frequência nos grupos de remdesivir incluíram náusea, níveis baixos de potássio no sangue e dor de cabeça."

Problemas gastrointestinais estão alinhados do mesmo lado da saúde como afinamento do sangue, vitamina D e insulina alta. Esta tese da saúde geral dividida principalmente em dois lados opostos dá sentido a como a hidroxicloroquina (alto efeito da insulina), vitamina D, anticoagulantes e remdesivir (efeito gastroproblemático) são todos eficazes contra o coronavírus (COVID-19). Isso nos permite continuar a construir a lista e alocar adequadamente.

Lado um da saúde	Lado dois da saúde
Resposta do interferon tipo 1	Formação de anticorpos
Glóbulo branco alto	Glóbulo branco baixo
Insulina alta	Baixa insulina no sangue
Pressão alta	Pressão sanguínea baixa
Câncer	sintomas de gripe/coronavírus
Problemas gastrointestinais	Vitamina A (beta-caroteno, açúcar)
Vitamina E	Malária
Anemia falciforme	Ebola estágio 1
Ebola estágio 2	Alto volume médio de plaquetas (MPV)
Baixo volume médio de plaquetas (MPV)	Citomegalovírus
Ataque cardíaco	Choque cardiogênico e parada cardíaca
Felicidade (alta dopamina)	Depressão (dopamina baixa)
Vitamina D	Magnésio
Cálcio	Vitamina C
Vitamina b12	Vitamina K
Zinco	Ferro
Baixa homocisteína	alta homocisteína
Álcool	Cafeína
Afinamento do sangue	Coágulo sanguíneo
Colesterol HDL alto (bom colesterol)	Colesterol HDL baixo (bom colesterol)
colesterol LDL baixo (mau colesterol)	Colesterol LDL alto (mau colesterol)
estatinas	Triglicerídeos altos
Sódio	Quimioterapia
Hidroxicloroquina	Potássio
Remdesivir	COVID 19
Enzimas hepáticas elevadas	
heparina	

Agora vemos que os componentes médicos e de saúde mencionados acima foram incluídos nas possibilidades de tratamento do COVID-19 durante o ano de 2020 por várias instituições de pesquisa - hidroxicloroquina, remdesivir e heparina.

A ivermectina foi outro medicamento que ganhou muita atenção por sua capacidade de reduzir a carga viral e ajudar os pacientes a se recuperarem mais rapidamente da infecção por COVID-19. Três estudos em diferentes países confirmaram esse resultado. A ivermectina é um medicamento antiparasitário e estudos realizados na América Latina que descobriram que a Ivermectina poderia inibir a replicação da replicação do SARS-CoV-2 levaram vários países latino-americanos a designar a

Ivermectina como método oficial de tratamento para COVID-19. Um estudo intitulado "O efeito do tratamento precoce com Ivermectina na carga viral, sintomas e resposta humoral em pacientes com COVID-19 não grave: um ensaio clínico randomizado piloto, duplo-cego, controlado por placebo" testou pacientes no início estágios da infecção por COVID-19. Todos relataram sintomas de tosse, cansaço, febre e dor de cabeça. O grupo foi dividido em dois: um grupo tomou Ivermectina dentro de 72 horas após o início dos sintomas, enquanto o outro grupo seria designado como grupo controle sem tomar Ivermectina. Nos dias 4 e 7, o grupo que tomou Ivermectina apresentou cargas virais mais baixas. No 21º dia, o grupo Ivermectina se recuperou da perda do olfato mais rapidamente do que o grupo controle. No geral, de acordo com o estudo, houve "uma redução acentuada da anosmia/hiposmia autorrelatada, uma redução da tosse e uma tendência a diminuir as cargas virais e os títulos de IgG mais baixos, o que justifica a avaliação em estudos maiores". Dois outros estudos na Argentina e em Bangladesh tiveram resultados semelhantes. O estudo na Argentina intitulado "Efeito antiviral de altas doses de ivermectina em adultos com COVID-19: um estudo randomizado de prova de conceito" descobriu que a dosagem de Ivermectina estava correlacionada com uma taxa de decaimento viral mais alta. O estudo de Banglesh intitulado "Ivermectina em combinação com doxiciclina para o tratamento de sintomas de COVID-19: um estudo randomizado" descobriu que "pacientes com infecção leve a moderada por COVID-19 tratados com ivermectina mais doxiciclina se recuperaram mais cedo, tinham menos probabilidade de progredir para mais doença grave e eram mais propensos a serem negativos para COVID-19 por RT-PCR no dia 14." Embora a Ivermectina tenha demonstrado resultados positivos na contenção dos estágios iniciais do COVID-19, outros estudos mostram que a Ivermectina não é eficaz no tratamento do COVID-19 em estágios posteriores. Todos os dados apontam para a Ivermectina sendo alocada para o lado um da saúde. O FDA afirmou que os efeitos colaterais associados ao uso de altas doses de Ivermectina são náuseas, vômitos e diarreia, que são componentes gastrointestinais que o qualificam como um combatente dos sintomas da gripe/coronavírus.

Outros componentes como contagem elevada de enzimas hepáticas, sódio, potássio e COVID-19 também foram adicionados à lista e alocados adequadamente: contagem elevada de enzimas hepáticas e sódio no lado um e potássio e COVID-19 no lado dois. Tomar uma decisão sobre onde situar o sódio e o potássio foi uma questão complicada, mas depois de fazer julgamentos com base em fatores mencionados em estudos sobre medicamentos para gripe e seu efeito no aumento da pressão arterial, juntamente com fatores descritos no estudo de tratamentos com redesivir que vinculam o remdesivir ao lado efeitos do baixo potássio, resolvi colocar o sódio no lado um com o remdesivir como aliado na luta contra os componentes do lado dois. Isso automaticamente relega o potássio para o lado dois. Com o potássio conhecido por reduzir a pressão arterial geral e ajudar nos mecanismos de coagulação do sangue, torna-se justificado observar o potássio como um aliado do COVID-19 e um membro do lado dois. A dificuldade em tomar essa decisão veio da observação de estudos de cientistas do Centro de Pesquisa do Câncer do National Cancer Institute, que descobriram que as células tumorais dependem do potássio para escapar das células T assassinas. "Em experimentos com tumores de camundongos e humanos, a equipe de Restifo, incluindo o pesquisador de oncologia cirúrgica do NCI, Robert Eil (agora na Oregon Health and Sciences University), descobriu que o fluido que preenche o espaço entre as células tumorais pode conter altos níveis de potássio, um íon que geralmente está concentrado dentro das células." Este fluido extracelular contendo potássio foi considerado imunossupressor. Isso implicaria que o potássio é um aliado do câncer e, portanto, contradiz a tese de que o potássio (lado dois) está no lado oposto do câncer (lado um). Porém um estudo feito por Jansson B. intitulado "Potássio, sódio e câncer: uma revisão" afirmava que conforme o potássio sai das células e o sódio entra, a taxa de câncer aumenta. O artigo afirma que "Pacientes com doenças hipercalêmicas (Parkinson, Addison) reduziram as taxas de câncer, e pacientes com doenças hipocalêmicas (alcoolismo, obesidade, estresse) aumentaram as taxas de câncer". Essa descoberta nos ajuda a inferir que o sódio é um agente cancerígeno e um contribuinte para o câncer e, portanto, devidamente colocado no lado um das listas apresentadas. Observe que o hipercalêmico é o potássio anormalmente elevado, enquanto o hipocalêmico é o potássio anormalmente reduzido. Para resolver a contradição entre os estudos, pude inferir que o potássio - como um antagonista do agente cancerígeno sódio - é visto pelas células T assassinas como um aliado (ou fazendo o mesmo trabalho) que assim evitaria ou retardaria a resposta das células T assassinas. Enquanto o potássio estiver presente, ele sempre tentará antagonizar o sódio, mesmo que seja expelido pelo aumento dos níveis de sódio nas células e isso em si é uma operação antitumoral do potássio. As células tumorais humanas contêm significativamente mais sódio do que potássio. Um estudo de tumores humanos de 10 pacientes com câncer com cânceres classificados em três tipos: carcinoma queratinizante, de células transicionais e hipernefróide... o teor de sódio aumentou mais de três vezes, enquanto o teor de potássio diminuiu 32, 16 e 13%, respectivamente. O nome do estudo é "Proporções intracelulares de Na+:K+ em células cancerígenas humanas, reveladas por microanálise de energia dispersiva de raios-x".

Outro componente que pode ser adicionado à lista de forma adequada é a vitamina B1, também conhecida como tiamina. A tiamina é um micronutriente natural encontrado em grãos integrais, carne e peixe. Em minhas pesquisas e testes pessoais - tendo experimentado sintomas de constipação e fezes pegajosas - descobri que grande parte do meu alívio desses sintomas veio imediatamente após consumir arroz branco (com café) ou creme de leite em pó (com café). Pesquisas posteriores me permitiram deduzir tal efeito a um provável antagonista da tiamina, uma vez que produtos moídos como arroz branco e muitos pós foram implicados como causas da deficiência de tiamina. Quando o café - um antagonista natural da tiamina - é combinado com uma fonte de baixo teor de tiamina como resultado de ser processado através de um sistema de moagem, o alívio da constipação/fezes fibrosas é aumentado. Embora se entenda que o café por si só resultará em tal efeito, descobri que em combinação com produtos processados com baixo teor de tiamina, como arroz branco, o efeito diurético do café é mais pronunciado. Como os sintomas acima mencionados – constipação/fezes fibrosas – refletem os do câncer retal, eu coloco a hipótese de que os antagonistas da tiamina podem combater os sintomas do câncer retal, enquanto a própria tiamina contribuiria para a doença e, portanto, seria atribuída ao lado um do layout da lista. .

O processo de moagem usado no arroz integral para remover a casca, o farelo e o gérmen do arroz esgota 43-92% de sua vitamina B1. No entanto, esta menor quantidade de tiamina no arroz branco não explica uma depleção de tiamina ao consumir arroz branco. Deve haver um mecanismo no arroz branco responsável pela depleção de tiamina após o consumo. Após mais pesquisas e descobrindo que tanto o arroz integral quanto o arroz branco contêm arsênico, descobri que o teor de tiamina no farelo, casca e gérmen do arroz integral antagoniza o arsênico, enquanto a remoção desses componentes (farelo, casca e germe) para processar o arroz branco faz com que o arsênico substitua o teor de tiamina no arroz branco. Basicamente, embora o teor de arsênico no arroz integral seja maior do que o contido no arroz branco, o farelo/casca/gérmen do arroz integral contém tiamina suficiente para manter o efeito do arsênico suprimido. Existe essencialmente uma proporção maior de tiamina para arsênico no arroz integral do que no arroz branco. O arroz branco - em contraste - teria uma proporção menor de tiamina para arsênico, embora haja menos tiamina e arsênico no arroz branco. Portanto, o arsênico no arroz branco é baixo o suficiente para não causar toxicidade, mas alto o suficiente (em termos de relação com a tiamina) para efetuar uma deficiência de tiamina. A deficiência de tiamina também tem sido associada à malária, que está localizada no nosso lado dois da saúde. The Lancet, uma revista de acesso aberto, publicou um artigo em 1999 sobre um estudo realizado na Tailândia que revelou que a deficiência aguda de tiamina pode simular muitas complicações da malária. (VOLUME 353, EDIÇÃO 9152, P546-549). Isso vincularia a deficiência de tiamina e o arsênico à malária e justificaria ainda mais a tiamina como fator de saúde. Os antagonistas da tiamina e até mesmo o arsênico seriam então relegados ao lado dois da saúde. Agora podemos supor que o arsênico, já que está no lado dois, pode ajudar a combater o câncer, que está no lado um. Em 2010, pesquisadores da Universidade de Stanford descobriram que o tratamento de camundongos com um certo tipo de tumor cerebral com trióxido de arsênico retardou ou interrompeu o crescimento do tumor. Philip Beachy, PhD, professor de biologia do desenvolvimento e professor Ernest e Amelia Gallo na Escola de Medicina, é o autor sênior das novas descobertas sobre o arsênico, publicadas on-line no Proceedings of the National Academy of Sciences em 12 de julho. o layout do lado um e do lado dois agora se parece com arsênico e tiamina alocados adequadamente:

Lado um da saúde	Lado dois da saúde
Resposta do interferon tipo 1	Formação de anticorpos
Glóbulo branco alto	Glóbulo branco baixo
Insulina alta	Baixa insulina no sangue
Pressão alta	Pressão sanguínea baixa
Câncer	sintomas de gripe/coronavírus
Problemas gastrointestinais	Vitamina A (beta-caroteno, açúcar)
Vitamina E	Malária
Anemia falciforme	Ebola estágio 1
Ebola estágio 2	Alto volume médio de plaquetas (MPV)
Baixo volume médio de plaquetas (MPV)	Citomegalovírus
Ataque cardíaco	Choque cardiogênico e parada cardíaca
Felicidade (alta dopamina)	Depressão (dopamina baixa)
Vitamina D	Magnésio
Cálcio	Vitamina C
Vitamina b12	Vitamina K
Zinco	Ferro
Baixa Homocisteína	alta homocisteína
Álcool	Cafeína
Afinamento do sangue	Coágulo sanguíneo
Colesterol HDL alto (bom colesterol)	Colesterol HDL baixo (bom colesterol)
colesterol LDL baixo (mau colesterol)	Colesterol LDL alto (mau colesterol)
estatinas	Triglicerídeos altos
Sódio	Quimioterapia
Hidroxicloroquina	Potássio
Remdesivir	COVID 19
Ivermectina	Arsênico
Enzimas hepáticas elevadas	
heparina	
tiamina	

Agora podemos expor ainda mais esta lista e explorar uma vasta gama de outros componentes que estão sempre presentes em nossos processos de vida. Ao observar o layout e os componentes que compõem os dois lados, podemos começar a supor mais facilmente onde outras formas, substâncias, partículas, nutrientes, vitaminas, minerais e sintomas se encaixariam. Por exemplo, como a vitamina D e o câncer estão no lado um, podemos presumir que a própria luz solar iria para o lado um. Com base nisso, também podemos adicionar radiação ao lado um. O efeito colateral de náusea, hematomas e sangramento que acompanha a exposição à radiação afirma sua ligação com os componentes de afinamento do sangue e problemas gastrointestinais no lado um. A confusão em relação a essa alocação pode surgir do fato de que o tratamento com radiação tem sido usado para tratar certos tipos de câncer. A radiação funciona danificando o DNA das células cancerígenas, impedindo-as de se replicar. Isso acaba causando a morte tanto das células cancerígenas quanto das não cancerígenas. Este resultado não exige que ocorra uma reativação dos mecanismos antitumorais dentro do corpo, o que, se for o caso (que não ocorreu nenhuma reativação dos mecanismos antitumorais), isso apenas aumentaria as chances de uma recorrência, caso alguns das células cancerígenas sobrevivem à radioterapia. Com essa perspectiva, a radiação pode ser colocada no lado um como aliada do câncer.

Três agentes biológicos que têm sido motivo de preocupação são o antraz, o ebola e a varíola. No início do capítulo, fiz uma análise sobre qual lado do ebola na saúde poderia ser designado. Depois de pesquisar os estágios do ebola - com os sintomas iniciais semelhantes aos da gripe / coronavírus e os sintomas posteriores mais relacionados ao gastro - cheguei a um consenso de que o estágio posterior dos sintomas do ebola (que são gastro-relacionados) deve ficar no lado um. Coincidentemente, o sangramento intenso que ocorre nos estágios posteriores do ebola é outro motivo pelo qual ele se encaixa no lado um; o afinamento do sangue está no lado um. Além disso, a contagem elevada de glóbulos brancos ou leucocitose que danifica os vasos sanguíneos por constantemente abrir buracos nas paredes dos vasos sanguíneos confirma ainda mais a designação; alta contagem de glóbulos brancos está no lado um. Tudo isso permite que os estágios posteriores do ebola (ou estágio 2) sejam uma boa opção para o lado um. Este curso de progressão da doença é muito semelhante aos estágios que ocorrem com a inalação de antraz. Os sintomas iniciais da inalação de antraz são sintomas semelhantes aos da gripe/coronavírus. Os sintomas posteriores estão relacionados a gastro/sangramento. A grande diferença entre o ebola e o antraz por inalação é a contagem de glóbulos brancos. No ebola, é comum que os pacientes desenvolvam leucocitose, uma contagem anormalmente alta de glóbulos brancos. Na inalação de antraz, descobriu-se que os pacientes têm uma contagem mais baixa de glóbulos brancos com a gastroenterite que surge no estágio posterior. Estudos descobriram que uma toxina no antraz é capaz de paralisar os glóbulos brancos e, assim, impedi-los de combater a infecção. Em termos de nossa lista, isso complica o processo de alocação do antraz. Sua inibição da coagulação sanguínea e manifestação de sintomas gastrointestinais se alinham com os componentes do lado um. No entanto, com base em nossa tese, esses problemas mencionados trariam consigo alguma medida de aumento na contagem de glóbulos brancos (alta contagem de glóbulos brancos também está no lado um), mas esse aparentemente não é o caso do antraz por inalação. No entanto, em uma entrevista de 2001 do CDC

(Centers for Disease Control) com a vice-diretora interina do Centro Nacional de Doenças Infecciosas do CDC, Dra. Julie Gerberding, ela afirma: "Sabemos pelos casos que foram revisados até agora, que a maioria dos pacientes com inalação o antraz tinha contagens altas de glóbulos brancos ou indicações de inflamação aguda em sua contagem de glóbulos brancos e, talvez mais importante, nenhum dos pacientes apresentava contagem baixa de glóbulos brancos ou aumento no número de linfócitos". Se for esse o caso, o antraz por inalação (estágio 2) ficaria no lado um com o estágio 2 do ebola. Portanto, em ambos os casos de ebola e inalação de antraz, podemos dizer que os glóbulos brancos estão sendo temporariamente paralisados na gripe / estágio de coronavírus, que está causando uma avalanche super-reativa subsequente de glóbulos brancos quando o estágio de gripe/coronavírus terminar... levando aos efeitos de sintomas como sangramento e gastroenterite e eventual insuficiência respiratória. É importante observar que a hipotensão foi documentada em vários casos de antraz por inalação. A hipotensão é a pressão arterial baixa e não está no lado em que o antraz por inalação (estágio 2) estaria. Está no lado dois. Nossa tese inferiria que a hipertensão (pressão alta) estaria ligada à inalação de antraz no lado um. A pressão alta está no lado um. Para resolver isso, temos que inferir que a dispnéia e a diaforese que vem da inalação de antraz são induzidas hipertensivamente (possível hipertensão pulmonar) e a subsequente perda progressiva de oxigênio é a razão da hipotensão que ocorre perto da morte por inalação de antraz. Aqui está a atualização do lado um e do lado dois da saúde:

Lado um da saúde	Lado dois da saúde
Resposta do interferon tipo 1	Formação de anticorpos
Glóbulo branco alto	Glóbulo branco baixo
Insulina alta	Baixa insulina no sangue
Pressão alta	Pressão sanguínea baixa
Câncer	sintomas de gripe/coronavírus
Problemas gastrointestinais	Vitamina A (beta-caroteno, açúcar)
Vitamina E	Malária
Anemia falciforme	Ebola estágio 1 (sintomas de gripe)
Ebola estágio 2	Alto volume médio de plaquetas (MPV)
Baixo volume médio de plaquetas (MPV)	Citomegalovírus
Ataque cardíaco	Choque cardiogênico e parada cardíaca
Felicidade (alta dopamina)	Depressão (dopamina baixa)
Vitamina D	Magnésio
Cálcio	Vitamina C
Vitamina b12	Vitamina K
Zinco	Ferro
Baixa homocisteína	alta homocisteína
Álcool	Cafeína
Afinamento do sangue	Coágulo sanguíneo
Colesterol HDL alto (bom colesterol)	Colesterol HDL baixo (bom colesterol)
colesterol LDL baixo (mau colesterol)	Colesterol LDL alto (mau colesterol)
estatinas	Triglicerídeos altos
Sódio	Quimioterapia
Hidroxicloroquina	Potássio
Remdesivir	COVID 19
Ivermectina	Arsênico
Enzimas hepáticas elevadas	Inalação Anthrax-estágio 1 (gripe sintomas)
heparina	
tiamina	
Radiação	
Antraz por inalação estágio 2 (sintomas gastrointestinais)	
Sol	

Outro agente biológico é a toxina botulínica que causa o botulismo. É obtido a partir de uma bactéria chamada Clostridium botulinum. O botulismo opera no corpo atacando neurotransmissores, causando sintomas como danos nos nervos, paralisia e eventual insuficiência respiratória e morte. Outros sintomas são dificuldade para falar, ver e engolir, juntamente com pálpebras caídas. Há também fraqueza muscular começando no tronco e depois movendo-se para os membros antes de uma eventual paralisia muscular e dificuldade para respirar. O sintoma inicial mais comum é a constipação e para o botulismo alimentar - tontura e náusea. Estes vêm antes da posterior fraqueza muscular e problemas neurológicos. O botulismo é transmitido por aerossol ou alimentos. "A toxina botulínica é 15.000 vezes mais tóxica que o agente nervoso VX e 100.000 vezes mais tóxica que o sarin.", de acordo com um estudo feito por Jan Glarum, Don Birou e Edward CetarukMD intitulado Avaliação de Prováveis Eventos de Vítimas em Massa e Impacto Hospitalar Potencial https://doi.org/10.1016/B978-1-85617-701-6.00002-4. Isso ressalta a magnitude do perigo em relação ao possível armamento dessa toxina. Ao observar o lado um e o lado dois da saúde para ver onde o botulismo se encaixa nesse quadro, podemos nos referir à operação fundamental desse agente biológico que é atacar os neurotransmissores. Como não há mudança perceptível nos sinais vitais ao contrair o botulismo, podemos deduzir que o botulismo tem um tema dopaminérgico com um componente neurológico muito forte. Os sintomas tardios do botulismo, como problemas de visão, dificuldade para engolir, fala arrastada e fraqueza muscular refletem fortemente os da deficiência de dopamina: diplopia (visão dupla)/dificuldade para comer e engolir/dificuldade para falar e formar palavras/problemas em manter o corpo na posição vertical/dificuldades com equilíbrio ao ficar de pé e caminhar/ movimentos oculares incontroláveis. A origem dos sintomas de diplopia na deficiência de dopamina veio de um estudo sobre a doença de Parkinson, onde foi revelado que "a dopamina desempenha um papel importante em vários processos relacionados à visão, como adaptação à luz, controle oculomotor, sensibilidade ao contraste, visão de cores, construção visuoespacial e memória de trabalho espacial [4-6]. A falta de dopamina pode, portanto, levar a uma série de distúrbios visuais em pacientes com DP, como a diplopia". Observe que as pessoas que sofrem da doença de Parkinson têm baixas concentrações de dopamina no cérebro. As semelhanças entre os sintomas de deficiência de dopamina e o botulismo nos permitem designar o botulismo como lado dois da saúde, onde já está localizada a baixa dopamina. Também podemos adicionar a doença de Parkinson, pois corresponde à baixa dopamina. Isso nos permite observar o botulismo como um agente biológico, mas com uma tipologia de sintomas um tanto contrastante com o ebola ou o carbúnculo. O ebola e o antraz começam como gripe/coronavírus antes de se tornarem gastrorrelacionados. o botulismo, um tanto inversamente, começa (em alguns casos) com sintomas gastro problemáticos antes de ser seguido por deficiências neurológicas/dopaminérgicas.

A peste (Yersinia Pestis) foi cunhada de forma mais famosa como "morte negra" devido às crostas negras que se formam na pele durante a infecção. No século 14, a doença dizimou um terço da população da

Europa. É contraída principalmente por roedores, como ratos, camundongos, esquilos e coelhos. É transmitida aos humanos por picadas de pulgas infectadas desses roedores, principalmente pulgas de ratos. A infecção ocorre em diferentes formas: bubônica, septicêmica e pneumônica. A infecção da peste bubônica nos gânglios linfáticos resulta principalmente em sintomas semelhantes aos da gripe / coronavírus - febre alta, calafrios, dores musculares, dores de cabeça, fraqueza extrema e gânglios linfáticos inchados. Antibióticos em tempo hábil resolvem 90% dos casos. No entanto, quando não tratada, a bactéria Y. pestis da peste bubônica eventualmente entra na corrente sanguínea e a pessoa infectada contrai o que é chamado de peste septicêmica. Os sintomas da peste septicêmica são gastro-relacionados e incluem náuseas, vômitos, diarréia e dor abdominal. A pessoa infectada também desenvolve graves problemas de sangramento, hematomas, sangue na urina e da boca, nariz e reto. Os problemas de sangramento são seguidos por graves dificuldades respiratórias e até a morte. Com tratamento oportuno, 75% a 80% das pessoas sobrevivem. A conexão entre peste bubônica e septicêmica como a mesma infecção em diferentes estágios segue o padrão que vemos tanto no ebola quanto no antraz, onde um primeiro estágio apresenta sintomas semelhantes aos da gripe/coronavírus e um segundo estágio resulta em sintomas gastro/hemorrágicos. No ebola e no antraz, a doença semelhante à gripe/coronavírus (lado dois) serve quase como um detonador para induzir uma avalanche de tudo relacionado a gastro/sangramento e lado um de nossa lista. A diferença entre a peste e o ebola e o antraz é que o primeiro e o segundo estágios da infecção pela peste recebem nomes diferentes - bubônica e septicêmica, respectivamente. Essa distinção entre os estágios de uma mesma infecção não é denominada no antraz e no ebola. Os aspectos sintomáticos da peste nos permitem alocar a peste bubônica com doenças semelhantes à gripe/coronavírus no lado dois e a peste septicêmica no lado um com problemas gastrointestinais, antraz (estágio 2) e ebola (estágio 2). Outra forma de peste é a pneumônica, que ocorre quando a bactéria Y. pestis afeta os pulmões. Os sintomas são semelhantes aos da gripe/coronavírus e são transmitidos pela respiração de gotículas - de humanos ou animais infectados - que contêm a bactéria Y. pestis. Esta é a forma mais rara, mas pode ser facilmente armada como um agente de bioterrorismo. A peste pneumônica iria para o lado dois. Aqui estão nossas listas atualizadas com botulismo e peste alocadas apropriadamente:

Lado um da saúde	Lado dois da saúde
Resposta do interferon tipo 1	Formação de anticorpos
Glóbulo branco alto	Glóbulo branco baixo
Insulina alta	Baixa insulina no sangue
Pressão alta	Pressão sanguínea baixa
Câncer	sintomas de gripe/coronavírus
Problemas gastrointestinais	Vitamina A (beta-caroteno, açúcar)
Vitamina E	Malária
Anemia falciforme	Ebola estágio 1 (sintomas de gripe)
Ebola estágio 2	Alto volume médio de plaquetas (MPV)
Baixo volume médio de plaquetas (MPV)	Citomegalovírus
Ataque cardíaco	Choque cardiogênico e parada cardíaca
Felicidade (alta dopamina)	Depressão (dopamina baixa)
Vitamina D	Magnésio
Cálcio	Vitamina C
Vitamina b12	Vitamina K
Zinco	Ferro
Baixa homocisteína	alta homocisteína
Álcool	Cafeína
Afinamento do sangue	Coágulo sanguíneo
Colesterol HDL alto (bom colesterol)	Colesterol HDL baixo (bom colesterol)
colesterol LDL baixo (mau colesterol)	Colesterol LDL alto (mau colesterol)
estatinas	Triglicerídeos altos
Sódio	Quimioterapia
Hidroxicloroquina	Potássio
Remdesivir	COVID 19
Ivermectina	Arsênico
Enzimas hepáticas elevadas	Inalação Anthrax-estágio 1 (gripe sintomas)
heparina	Botulismo
tiamina	Mal de Parkinson
Radiação	Praga bubônica
Antraz por inalação estágio 2 (sintomas gastrointestinais)	peste pneumônica
Sol	Nuvens
peste septicêmica	

Ao observar o sol no lado um da saúde, juntamente com a radiação e A vitamina D, podemos expor ainda mais, alocando a absorção de calor para o lado um e a reflexão do calor para o lado dois. Além disso, podemos fatorar a cor da superfície. Como as superfícies pretas absorvem o calor, podemos adicionar superfícies pretas ao lado um; superfícies brancas para o lado dois. A partir daí, podemos preencher o restante do lado um e lado dois da saúde com todos os elementos da tabela periódica com base em sua cor. Preto, azul, vermelho escuro, marrom verde, cinza e prata - devido às suas propriedades de absorção de calor como cores mais escuras - podem ficar no lado um. As cores branco, branco-prateado ou amarelo - devido às suas qualidades de reflexão de calor como cores mais claras - podem ficar no lado dois. As fontes para a cor dos elementos são o CRC Handbook of Chemistry and Physics, 88ª edição, The Yaws Handbook of Physical Properties for Hydrocarbons and Chemicals e Chemicool Periodic Table.

Por favor, note que "Zinco" foi movido para o lado dois para compensar o "Cobre" sendo colocado no lado um. Estudos demonstraram que altos níveis de zinco/baixos níveis de cobre estão associados a contagens mais baixas de glóbulos brancos, leucopenia, neutropenia e anemia. A baixa contagem de glóbulos brancos está no lado dois. Cobre e zinco são antagônicos entre si.

Lado um da saúde	Lado dois da saúde
Resposta do interferon tipo 1	Formação de anticorpos
Glóbulo branco alto	Glóbulo branco baixo
Insulina alta	Baixa insulina no sangue
Pressão alta	Pressão sanguínea baixa
Câncer	sintomas de gripe/coronavírus
Problemas gastrointestinais	Vitamina A (beta-caroteno, açúcar)
Vitamina E	Malária
Anemia falciforme	Ebola estágio 1 (sintomas de gripe)
Ebola estágio 2	Alto volume médio de plaquetas (MPV)
Baixo volume médio de plaquetas (MPV)	Citomegalovírus
Ataque cardíaco	Choque cardiogênico e parada cardíaca
Felicidade (alta dopamina)	Depressão (dopamina baixa)
Vitamina D	Magnésio
Cálcio	Vitamina C
Vitamina b12	Vitamina K
Baixa homocisteína	Ferro
Álcool	alta homocisteína
Afinamento do sangue	Cafeína
Colesterol HDL alto (bom colesterol)	Coágulo sanguíneo
colesterol LDL baixo (mau colesterol)	Colesterol HDL baixo (bom colesterol)
estatinas	Colesterol LDL alto (mau colesterol)
Sódio	Triglicerídeos altos
Hidroxicloroquina	Quimioterapia
Remdesivir	Potássio
Ivermectina	COVID 19
Enzimas hepáticas elevadas	Arsênico
heparina	Inalação Anthrax-estágio 1 (gripe sintomas)
tiamina	Botulismo
Radiação	Mal de Parkinson
Antraz por inalação estágio 2 (sintomas gastrointestinais)	Praga bubÔnica
Sol	peste pneumônica
peste septicêmica	Nuvens
Superfícies pretas	Superfícies brancas
Absorção de calor	Reflexão de calor
Actínio-metal prateado	Alumínio-metal branco prateado
Amerício-metal prateado	Gás incolor argônio
Antimônio-metal prateado	
Metal cinza arsênico cinza	
Astatine-Presumido muito escuro	

Lado um...continuação
berílio-aço cinza
romboédrico negro de boro cristais
líquido vermelho-bromo
Cálcio-metal cinza-prateado
Carbono/grafite-preto macio cristais hexagonais
Fulereno-C70-sólido marrom-avermelhado
Pó preto fino de carbono
Cério-metal prateado
Metal cromo-azul-branco
metal cinza-cobalto
metal vermelho cobre
Cúrio-metal prateado
Disprósio-metal prateado
Érbio-metal prateado
Európio-metal prateado macio
Francium-prata-cinza-metálico
Gadolínio-metal prateado
Líquido gálio-prateado ou cristais ortorrômbicos cinza
Háfnio-metal cinza
Hólmio-metal prateado
Placas de iodo-azul-preto
Lantânio-metal prateado
Metal cinza prateado macio de chumbo
Lutécio-metal prateado
Metal cinza duro de manganês
Líquido prateado pesado de mercúrio
Molibdênio-metal cinza-preto
Neodímio-metal prateado
Netúnio-metal prateado
Nióbio-metal cinza
Metal ósmio-azul-branco
Gás azul de ozônio
Gás incolor de oxigênio
Cristais ortorrômbicos de fósforo preto-negro
Pó amorfo de fósforo vermelho-vermelho-violeta
Metal cinza platina-prateado

Lado dois...continuação
Cristais cúbicos amarelos de arsênico amarelo macio
Bário-metal amarelo-prateado
Berquélio-branco-prateado
Metal macio branco-acinzentado bismuto
Californium-prateado-branco
Agulhas ou placas fulereno-C60-amarelo
Césio-metal branco prateado
Gás cloro-verde-amarelo
Flúor-gás amarelo pálido
Cristais cúbicos brancos cinza-germânio
Metal amarelo-dourado
Gás incolor hélio
Incolor de hidrogênio
Gás incolor Krypton
Metal branco macio de índio
Irídio-metal branco-prateado
Ferro-branco-prateado ou metal cinza
Metal branco prateado macio de lítio
Magnésio-prateado-metal branco
Gás incolor neon
Gás incolor de nitrogênio
metal branco níquel
Paládio-metal branco-prateado
Fósforo branco - O fósforo branco é geralmente amarelo pálido
Plutônio-metal branco-prateado
Metal branco prateado macio de potássio
Rádio-metal branco
Ródio-metal branco-prateado
Rutênio-metal branco-prateado
Estrôncio-metal branco-prateado
Cristais ortorrômbicos de enxofre(α-ortorrômbico)-amarelo
Agulhas monoclínicas amarelas de enxofre (β-monoclínicas)
Telúrio-cinza-branco cristais romboédricos
Tálio-soft metal azul-branco

Lado um...continuação
Polônio-metal prateado
Praseodímio-metal prateado
Promécio-metal prateado
Protactínio - metal prateado
Gás incolor de radônio
Rênio-metal cinza-prateado
Rubídio-metal prateado macio
Samário-metal prateado
escândio-metal prateado
Cinza Cristais metálicos cinza selênio
Vítreo Sólido amorfo negro de selênio
Selênio (A-Monoclínico)-cristais monoclínicos vermelhos
Cristais de silício cinza ou sólido amorfo marrom
Metal prateado prateado
Metal prateado macio de sódio
metal cinza tântalo
Tecnécio-cinza-prateado
Térbio-metal prateado
Túlio-metal prateado
Metal cinza-titânio
Itérbio-metal prateado
Ítrio-metal prateado

Lado dois...continuação
Tório-metal cinza-branco macio
estanho-prateado-branco
Metal cinza-branco de tungstênio
Cristais ortorrômbicos de urânio-branco-prateado
Vanádio-cinza-metal branco
Gás incolor de radônio
Metal zircônio-cinza-branco
Metal zinco-azul-branco

No Clinical Case Reports Journal Volume 8, Edição 9 de setembro de 2020 https://doi.org/10.1002/ccr3.2987 Páginas 1666-1671, um artigo de pesquisa publicado em maio de 2020 intitulado Deficiência de cobre induzida por zinco, anemia sideroblástica e neutropenia : Uma faceta desconcertante do excesso de zinco pelos pesquisadores Ahsan Wahab, Kamran Mushtaq, Samuel G. Borak e Naresh Bellam deram uma análise de um estudo de caso envolvendo alguém que sofre de toxicidade de zinco/deficiência de cobre. Observou-se que a contagem inicial mais baixa de glóbulos brancos do paciente foi resolvida após a suplementação com cobre. Sua contagem de glóbulos brancos aumentou para níveis normais após receber 2 mg diários de cobre elementar oral (para neutralizar o zinco elevado) por 2 meses.

Qualquer papel que o zinco tenha no combate a doenças semelhantes à gripe agora terá que ser associado não ao próprio zinco (já que agora foi movido para o lado dois do lado um), mas à homeostase do cobre que ocorre quando um equilíbrio de zinco/cobre está presente no corpo.

Outros estudos que ligam a deficiência de zinco a certos tipos de câncer ajudam a afirmar essa alteração da colocação do zinco para o lado dois como um lutador contra o câncer.

Você notará a partir deste layout de lado um/lado dois recém-formulado (com todos os elementos alocados) esse oxigênio foi colocado no lado um. Isso foi feito por causa da correlação entre pressão arterial baixa (lado dois) e oxigênio baixo. Conseqüentemente, isso me permitiu postular que todos os gases de asfixia como argônio, hélio, nitrogênio, etc. deveriam ir para o lado dois, já que seu componente principal é deslocar o oxigênio. Outro ponto fundamental a observar para evitar confusões é a forma como muitos dos elementos de radiação são colocados em oposição à própria radiação. A melhor maneira de entender essa qualificação é entender como a água - quando aquecida - libera um calor que afetaria uma pessoa de maneira diferente do que a água real faria se a água fosse deixada sem aquecimento e também consumida. Também o conceito de decaimento radioativo se encaixa na tese dos lados opostos da saúde.

O decaimento radioativo ocorre quando um núcleo atômico é bombardeado com nêutrons, criando assim um desequilíbrio entre os prótons e nêutrons dentro do núcleo. Os nêutrons então fazem com que os átomos se dividam em 2 átomos menores. Os 2 átomos menores subsequentemente liberam mais nêutrons. Esses nêutrons atingem os 2 átomos menores, o que faz com que cada um desses 2 átomos se divida em 2 átomos menores, o que deixa 4 átomos menores juntos. Esses 4 átomos menores, em seguida, liberam nêutrons que atingem cada um desses 4 átomos menores, fazendo com que todos esses átomos se dividam em dois. Essa reação em cadeia simplesmente continua e é chamada de processo de fissão. Este processo de fissão de decaimento radioativo no qual os átomos se dividem em átomos menores pode ser melhor compreendido observando os átomos como os elementos da tabela periódica, onde um elemento com um número atômico maior se divide em 2 elementos com números atômicos menores. Por exemplo, quando o urânio 235 é bombardeado por nêutrons, ele absorve os nêutrons e se torna urânio-236 antes de se dividir em um átomo de criptônio e um átomo de bário, ambos com números atômicos menores que o urânio. Este processo nuclear pode ser entendido, de acordo com esta tese, como o lado um (onde estão localizados o calor e a radiação) assumindo o lado dois (onde estão localizados muitos dos elementos radioativos).....tudo por meio do bombardeio de nêutrons de um núcleo atômico e o subsequente decaimento radioativo durante o processo de fissão. Isso nos permite alocar nêutrons para o lado um e prótons para o lado dois. Também podemos começar a hipotetizar o que a captura de prótons efetuaria em termos de uma reação em larga escala do lado dois assumindo o lado um - algo que provavelmente produziria frio extremo e, assim, congelaria tudo em seu caminho. Seria uma reação criogênica.

Quando se trata de hipotetizar o processo oposto à fissão (decaimento radioativo gerando uma tremenda energia térmica), pode-se referir aos fundamentos da produção de plutônio. Durante a Segunda Guerra Mundial, no reator B no local de produção de plutônio em Hanford, Washington, os cientistas bombardearam urânio com nêutrons por vários semanas antes de colocar o urânio extremamente quente e seus elementos de combustível em uma poça de água atrás do núcleo do reator B para resfriamento. Durante esse tempo, o urânio decaiu em plutônio e a radiação do resto dos produtos da fissão diminuiu. Os produtos da fissão são os elementos instáveis cada vez menores que surgem quando os átomos se dividem em átomos menores durante o processo de fissão do urânio sendo bombardeado por nêutrons. Quando o urânio foi armazenado na água, o urânio 238 (um isótopo do urânio) absorveu um nêutron e se tornou urânio-239. Em seguida, converteu esse nêutron em um próton. Como o número atômico de um elemento é seu número de prótons, o processo de um átomo convertendo um nêutron em um próton valida a identificação do átomo como um novo elemento. Como o urânio era o elemento mais pesado da época com o maior número atômico, um novo elemento surgido de um átomo de urânio convertendo um nêutron em um próton seria adicionado à tabela periódica. Neste caso, o novo elemento foi nomeado Neptunium. Portanto, Urânio-239 tornou-se Neptúnio-239. Em 2,5 dias, o Neptunium-239 converteu um nêutron em um próton, o que validou a identificação de um novo elemento chamado Plutônio ou Plutônio 239 neste caso. Este processo que ocorreu enquanto os elementos do combustível de urânio estavam sendo resfriados nos permite supor que, ao contrário do decaimento radioativo gerador de calor que ocorre na fissão, um processo gerador de frio envolveria uma reação em cadeia na qual os átomos estão constantemente convertendo um nêutron em um próton. e assim criando novos elementos no processo - elementos que só poderiam ser identificados e nomeados a partir do elemento final que surgiria no final desse processo. Para rastrear esses novos elementos nesse caso de resfriamento extremo, seria preciso colocar - após o processo de resfriamento extremo - esses elementos em um armazenamento de água que traria essas temperaturas extremamente baixas para temperaturas normais. Durante um processo como esse, ocorreria o decaimento radioativo, deixando a água repleta de elementos desconhecidos que teriam de ser identificados e nomeados por meio de técnicas de extração por solvente e espectroscopia.

Uma hipótese sobre como uma reação em cadeia autossustentável criaria continuamente novos elementos e emitiria uma tremenda quantidade de resfriamento poderia ser conjecturada através da compreensão do processo de radiação beta: o urânio-238 absorve um nêutron durante a fissão e se torna o urânio-239, que então - depois 23 minutos (em armazenamento de água) - beta decai e converte um nêutron em um próton e se torna Neptunium239, que após 2,5 dias (em armazenamento de água) faz o mesmo e se torna Plutônio-239. O plutônio-239 tem uma meia-vida de cerca de 24.100 anos antes de se tornar o amerício-239. No entanto, após a absorção de 4 nêutrons, o plutônio-239 torna-se plutônio 243, que tem uma meia-vida de 5 horas. Se o urânio-239 fosse bombardeado com nêutrons durante a fase de armazenamento de água, os isótopos iriam decair continuamente em novos isótopos elementares com meias-vidas curtas, emitindo assim uma quantidade tremenda de resfriamento mais rapidamente. (A hipótese é que a formação de novos elementos provoca resfriamento) Usar água marcada com oxigênio-15, que é água normal, mas com o átomo de oxigênio substituído por oxigênio-15 poderia possivelmente acelerar a meia-vida de um isótopo. O oxigênio-15 - como um isótopo emissor de pósitrons - criaria um ambiente que ajudaria a acelerar o processo pelo qual cada novo isótopo finalmente libera um elétron e converte o nêutron em um próton. A ideia por trás disso é que a presença de pósitrons (partículas subatômicas com carga positiva) exercerá uma pressão atrativa sobre os elétrons do átomo, acelerando assim o processo de sua eliminação do átomo, o que reduziria a meia-vida do átomo e tempo de conversão para se tornar um novo átomo. Aproveitar hipoteticamente isso em uma explosão criogênica que poderia compensar a liberação maciça de radiação de uma bomba nuclear exigiria conter urânio-239 dentro de um aparato de bombardeio de deutério de um gás nitrogênio que cria oxigênio-15. Isso criaria uma reação em cadeia de resfriamento extremo com urânio 239 se tornando Neptúnio, Neptúnio se tornando plutônio, plutônio se tornando Amerício... etc etc... presumindo que a solução de Oxigênio-15 aceleraria rapidamente a meia-vida de cada elemento. Tal resultado seria fazer uso da filosofia do lado um e do lado dois da saúde sendo opostos um ao outro, mas em larga escala. Uma explosão nuclear é colocada como a reação do lado um, enquanto uma explosão criogênica é colocada como a reação do lado dois para compensá-la

Outra possibilidade de defesa nuclear é o isolamento e uso do Xenon-135 - produto do processo de fissão do Urânio-235 que ocorre em reatores nucleares. Como um absorvedor de nêutrons que geralmente esfria os reatores nucleares absorvendo os nêutrons extras, o uso do Xenon-135 na tecnologia de defesa a laser pode envenenar a reação nuclear de qualquer míssil atômico com o qual ele entre em contato. Através da difusão, o gás Xenon-135 poderia penetrar no míssil. Teoricamente, a uma temperatura e pressão altas o suficiente, um feixe de laser alimentado por Xenon-135 em contato com o alvo (pelo menos - tendo em mente que feixes de laser de alta potência destroem mísseis) se difundiria nos componentes externos do alvo e infectaria os elementos de fissão internos e, assim, reduzir as chances de uma reação de fissão nuclear adequada ocorrer quando o míssil eventualmente detonar.

Capítulo 3: Guerra Subterrânea

Com base nesta tese sobre os dois lados da saúde, ofereço uma explicação que explicaria ainda mais como deve haver um efeito oposto ou compensador para tudo. Veremos o efeito oposto entre o poder aéreo e o poder subterrâneo. Ao longo da história da guerra, as estruturas subterrâneas foram usadas contra as forças inimigas com grande sucesso. Durante as invasões árabes no século VII, os monges descobriram que podiam escapar com sucesso das forças árabes escondendo-se no subsolo. Na Segunda Guerra Mundial, os japoneses foram eficazes na construção de fortificações subterrâneas contra o poder aéreo dos EUA, assim como os chineses, que construíram fortificações subterrâneas contra o poder aéreo japonês. . Os vietnamitas durante a guerra do Vietnã foram possivelmente o melhor exemplo de como as fortificações subterrâneas são eficazes contra uma força aérea superior. Muitas das maiores potências militares não tiveram uma resposta formidável para esse tipo de defesa, mesmo contra pequenos bolsões de militantes. O atual conflito no Oriente Médio (2002-2021 a partir de agora) é prejudicado pela sobrevivência contínua desses grupos militantes insurgentes. Grandes potências como a Rússia e os Estados Unidos realizaram uma série de ataques aéreos contra eles nos últimos anos, mas apenas com sucesso suficiente para enfraquecer a ameaça, não eliminá-la totalmente. Israel tem enfrentado inúmeros problemas com as operações clandestinas do Hamas, o grupo militante que controla a Faixa de Gaza. Não apenas para o contrabando de recursos para Gaza, os túneis usados pelo Hamas permitiram, em um ponto, emboscar e sequestrar soldados israelenses em território israelense. O Hamas também é capaz de ocultar os locais de disparos balísticos com o uso dos túneis, tornando mais difícil para Israel localizá-los e destruí-los. Essa metodologia clandestina também é como o ISIS continua a lançar ataques de emboscada contra soldados do regime sírio, mesmo depois de anos sendo bombardeado por ataques aéreos dos EUA e da Rússia. As operações do Hamas e do ISIS e sua sobrevivência contínua em pequenos números estão preparando o cenário para um novo tipo de guerra: a guerra subterrânea. É óbvio que as potências maiores não têm uma resposta real sobre como lutar efetivamente contra as forças subterrâneas, além de plantar explosivos nos pontos de entrada ou saída. Isso, no entanto, é bastante ineficaz, pois muitas estruturas subterrâneas têm desvios que levam a vários pontos de entrada e saída, tornando a destruição deles muito mais complicada. Também não ajuda que as seções que foram demolidas por explosivos sejam facilmente reparáveis. Outra questão em torno do aspecto de busca e destruição do combate a esse sistema subterrâneo é que os soldados geralmente não conseguem determinar se os túneis são armadilhas ou não.

Esse tipo de guerra é eficaz há séculos; o que o ISIS e o Hamas estão fazendo é notificá-lo. Na verdade, a maioria das nações no Oriente Médio e ao redor do mundo já possui essas estruturas subterrâneas e só serão encorajadas contra nações mais fortes quanto mais tempo um pequeno número de militantes - relativamente falando - for capaz de sobreviver simplesmente construindo fortificações subterrâneas. Israel e os EUA estão trabalhando em tecnologia que lhes permitirá detectar túneis subterrâneos e, se forem bem-sucedidos, poderemos ver o fim do prolongado conflito no Oriente Médio. Caso contrário, podemos esperar que todos ali busquem a autodeterminação sem levar em conta o poderio aéreo superior de outro país. A tecnologia usada para detectar túneis subterrâneos envolve o uso de detectores sísmicos ou de gravidade. Os detectores sísmicos são capazes de medir as vibrações à medida que passam por objetos sob a superfície da terra e, se forem capazes de encontrar uma anomalia comum que identifique a existência de um túnel, esses detectores podem ser eficazes. No entanto, ainda precisaria haver inteligência que identificasse a área geral onde um túnel pode existir. Detectores de gravidade como gravímetros são capazes de detectar mudanças na força gravitacional da Terra com base na densidade abaixo da superfície. A presença de um vazio no subsolo reduziria a força gravitacional e, portanto, apareceria de acordo no gravímetro. Outro método é medir a voltagem de uma corrente elétrica, que se moveria a uma voltagem mais baixa dentro de um vazio. Radar de penetração no solo (GPR) é outro dispositivo usado para detectar túneis. O GPR usa pulsos de energia de radiofrequência para ver o subsolo. As distâncias detectadas no subsolo, no entanto, são limitadas, pois atingem no máximo cerca de 50 pés. Túneis foram cavados por traficantes de drogas e militantes até 100 pés abaixo da superfície. O uso de destruidores de bunker (bombardeiros aéreos empregados pelos EUA contra o ISIS), que podem penetrar centenas de metros de terra e concreto, ainda é desafiado pela possível extensão dos túneis. Alguns túneis têm vários desvios que permitem a fuga e reconstrução de seções danificadas. Os traficantes de drogas agora apresentam um risco muito maior em termos de segurança nacional, uma vez que um sistema de túneis é uma arma defensiva e ofensiva, independentemente de seu uso em atividades de contrabando de drogas. A prisão de dois militantes houthis na fronteira EUA/México em 2021 levanta a questão da vulnerabilidade, pois pode-se afirmar que a infiltração de militantes radicais na América Latina coloca os EUA em risco não apenas da implicação de drogas não detectadas entrando no país, mas também a implicação em torno da probabilidade de um ataque militante ou emboscada iniciada a partir de um túnel subterrâneo originário do México.

As entradas do túnel construídas pelo Hamas e pelo ISIS têm cerca de 1 metro de largura e chegam a 30 metros abaixo da superfície. Martelos pneumáticos são freqüentemente usados para cavar os túneis e os trabalhadores cobrem cerca de 2-3 metros por dia usando-os. Os militantes geralmente empregam trabalhadores qualificados para fazer o trabalho. Esses trabalhadores normalmente têm algum conhecimento dos aspectos geológicos e de engenharia envolvidos na construção de um túnel. Os túneis geralmente são cavados de dentro de um abrigo de casa, o que fornece aos agentes mais sigilo. Militantes do ISIS que escaparam do fogo inimigo, muitas vezes buscam refúgio em aldeias próximas e pagam aos moradores para ajudá-los a construir um túnel.

Existem alguns riscos associados ao processo inicial de construção, como desmoronamentos. É comum que trabalhadores morram durante a construção de um túnel. Os desmoronamentos geralmente resultam de não esperar o tempo suficiente - após uma tempestade torrencial - para retomar a construção do túnel. Com isso, a erosão do solo, que muitas vezes compromete a paisagem, coloca os trabalhadores no subsolo em risco de ficarem presos em decorrência do desabamento. As baixas ironicamente permitiram que o Hamas improvisasse no processo de construção subterrânea e ganhasse uma maior compreensão dele como um todo. O Hamas, por sua vez, conseguiu equipar seu sistema de túneis com eletricidade, paredes e teto de concreto e é capaz de conduzir comunicações. O Hamas conseguiu contrabandear concreto para Gaza e o usou para fortalecer seu sistema de túneis. O ISIS, por outro lado, tem um sistema com menos recursos, mas aprendeu ao longo dos anos como sobreviver a ataques aéreos diretos escondendo-se no subsolo. É provável que o ISIS construa seus túneis com base na proximidade dos locais dos campos de gás. Muitos dos recentes ataques de emboscada do ISIS contra a Síria ocorreram perto de campos de petróleo e gás. Petróleo e gás são elementos importantes da guerra, pois permitem que os militantes mantenham canais elétricos, logísticos e de comunicação.

Olhando para o que reunimos até agora em termos de lado um e lado dois da saúde, podemos começar o processo de colocação da própria gravidade. Com elementos como o Sol, oxigênio no lado um e dióxido de carbono no lado dois, podemos colocar a gravidade com segurança no lado dois. A antigravidade, da mesma forma, iria para o lado um. Também podemos adicionar potência aérea, empuxo e propulsão ao lado 1, pois esses são conceitos antigravitacionais. Este aspecto descendente da gravidade em relação a um abjeto em direção à terra afirma sua colocação com dióxido de carbono no lado dois, pois há mais dióxido de carbono no subsolo do que acima do solo. Também há menos oxigênio no subsolo.

Portanto, se olharmos para o aspecto oposto relacionado à superfície e ao subsolo, veremos que quanto mais fundo sob a superfície, mais ineficazes todos os componentes acima da superfície se tornam em relação a qualquer influência que possam ter sobre os componentes subterrâneos. Este aspecto se aplica nos dois sentidos. Para aplicar analogamente a ideia de que um componente do lado um ou do lado dois pode eventualmente superar e dominar os componentes de seu lado oposto, devemos presumir que mais de um ou de outro proporia uma ameaça ao seu oposto. Mais penetração na terra não ameaça necessariamente os componentes ou situação acima do solo, ou vice-versa, uma maior elevação acima da superfície não necessariamente ameaça os componentes subterrâneos.

A maior ameaça a qualquer estrutura subterrânea é a chuva forte. Na maioria dos colapsos de túneis, a chuva forte costuma ser a principal causa. Geologicamente falando, os efeitos da chuva são muitas vezes dissuadidos por coisas como concreto ou cobertura morta que protege o solo dos efeitos da chuva forte ou do vento. Em colapsos de túneis, depois que a água da chuva atinge o solo, ela finalmente se infiltra na rocha ao redor do túnel, enfraquecendo-a pela erosão. A água entra em rachaduras e juntas, eventualmente fazendo com que as rochas se quebrem e se partam. No momento, pode-se presumir que a precipitação é talvez a maior ameaça aos túneis subterrâneos. Isso em si é uma forma de inteligência, pois é provável que, por causa disso, os militantes não se abriguem ou construam no subsolo durante os dias de chuva forte. Eles também podem, como forma de improvisar, começar a construir caminhos de túneis diretamente sob caminhos de superfície formados com concreto, como as ruas da cidade. Isso diminuiria o efeito da chuva pesada na estabilidade do túnel. No entanto, a falta de terra arável e a prevalência de secas prolongadas no Oriente Médio ainda permitem a construção ininterrupta de túneis sustentáveis lá. Isso nos permite compreender a noção de que as estruturas subterrâneas estariam mais operacionais ou povoadas durante as estações de seca em oposição às estações de precipitação. É provável que militantes no Oriente Médio já tenham planejado com antecedência os fatores climáticos.

A abordagem a este campo de conflito deve ser aplicada com alguma discriminação, uma vez que fatores como 'para que os túneis estão sendo usados' precisam ser levados em consideração. Os propósitos de contrabando não justificariam uma operação antiterrorista de busca e destruição, uma vez que os civis são frequentemente empregados e, em muitos casos, forçados a transportar carga de e para. Se os túneis forem usados para ambos, será ainda mais difícil discriminar adequadamente. Foram apresentadas ideias que propõem que os soldados se infiltrem a pé nos túneis reais e conduzam as operações a partir daí. O desafio dessa ideia é que os sinais geralmente são mais fracos ou desativados abaixo da superfície, dificultando a manutenção de boas comunicações. Outra questão é a questão dos soldados terem o oxigênio necessário para realizar missões subterrâneas prolongadas. Abaixo da superfície, os níveis de oxigênio costumam ser mais baixos, o que coloca os soldados em risco e põe em risco a missão. Existe também o potencial de envenenamento por monóxido de carbono caso os soldados sejam expostos a fumaça pesada. A máscara de gás e outros equipamentos de armazenamento de oxigênio seriam ineficazes na proteção do pessoal contra o acúmulo de monóxido de carbono em um espaço fechado. Idealmente, ser capaz de detectar e exibir túneis no radar acima da superfície contribui para uma estratégia de contra-túnel mais astuta, pois seria menos necessário pessoal para entrar na fortificação subterrânea. Eles podem simplesmente esperar que os agentes saiam da estrutura subterrânea antes de enfrentar a situação. Isso facilita a discriminação exata de quem entra e sai dos túneis.

Embora a abertura de túneis jihadistas na fronteira seja um problema para a segurança nacional de Israel, ela ainda está abaixo da barragem de foguetes que Israel enfrenta de militantes em Gaza. Embora o Domo de Ferro seja cada vez mais eficaz no combate aos foguetes inimigos, Israel ainda enfrenta a possibilidade de baixas civis e também as implicações geopolíticas da defesa. O Domo de Ferro apresenta um enigma de uma perspectiva geopolítica. O Hamas sabe que disparar foguetes contra civis, com esses foguetes sendo interceptados pela defesa do Domo de Ferro, permite mais justificativas mais tarde, caso Israel retalie e inadvertidamente mate civis palestinos no processo. O sucesso do Domo de Ferro muitas vezes faz com que a comunidade internacional ignore o fato de que militantes em Gaza estão disparando os foguetes eventualmente interceptados contra civis. Nesse caso, Israel deveria receber o crédito por não permitir que foguetes inimigos matassem civis israelenses, negando assim uma perspectiva que permitiria convenientemente a Israel obter mais apoio internacional na defesa contra militantes em Gaza. Os militantes em Gaza são sábios em reconhecer a necessidade de simpatia internacional e sua estratégia calculada trouxe a ajuda necessária para construir suas reservas, e o apoio internacional necessário para justificar seus ataques com foguetes contra civis israelenses. Os aspectos geopolíticos caminham na direção de Israel ter que cancelar qualquer excursão ao território de Gaza, ao mesmo tempo em que tem o ônus de se defender contra ataques de foguetes, com esses ataques terroristas sem implicação na perspectiva internacional de agressão militante contra Israel . Sob esse paradigma, o terrorismo real é quando os terroristas são bem-sucedidos. Quando eles são frustrados, a tentativa de terrorismo não tem influência sobre o perpetrador. Esse fator coloca mais pressão sobre a aplicação da precisão e da tecnologia necessária para aplicá-la, uma vez que Israel não buscará justificativa permitindo que israelenses sejam mortos por disparos de foguetes. Permitir ataques contra o próprio território e civis foi uma tática comumente usada pelas forças armadas ao longo da história.

A capacidade de mapear no radar a localização de todas as estruturas subterrâneas dentro de uma determinada área é o cenário ideal em relação às novas tecnologias. Isso permitiria que o pessoal discriminasse de maneira ideal quem entra e sai das estruturas. Também lhes permitiria planejar com antecedência uma abordagem eficaz para neutralizar quaisquer perigos que cercam a intenção operacional dentro dos túneis. Esse aspecto neutralizador pode servir como uma abordagem mais ideal, pois a existência dos túneis pode ser um trunfo no futuro e simplesmente manter os túneis sob observação, em vez de destruí-los, pode fornecer uma medida de defesa adicional em um evento desfavorável. Os túneis também podem ser fortificados e sustentados para uso posterior ou como estudo geológico, economizando tempo e dinheiro.

As estruturas de superfície acima fornecem alguma proteção aos túneis subterrâneos. O concreto e o asfalto reduzem os efeitos das chuvas fortes no solo e evitam a possibilidade de erosão das rochas abaixo da superfície, que normalmente é um fator que causa o colapso de muitas estruturas subterrâneas. Isso torna concreta a área de interesse número um na localização da existência de um túnel subterrâneo. Se os trabalhadores estão apreendendo os efeitos da precipitação, é provável que tenham improvisado ao traçar túneis para seguir um alinhamento com o concreto da superfície acima. Se não fosse esse o caso, eles teriam improvisado para construir ou habitar túneis apenas durante as estações secas e reduzir as operações durante as estações chuvosas. Militantes de Gaza fortificam seus túneis com concreto, no entanto, devido à fluência (que acontece com o concreto sob carga sustentada), o concreto pode facilmente desmoronar no subsolo. O solo pesado e a infiltração de chuva nas rochas subterrâneas causam a quebra das rochas, perdendo sua capacidade de suportar o solo circundante. O solo úmido e pesado coloca mais pressão nos túneis subterrâneos, eventualmente causando o colapso.

Comparado a outros lugares, o Oriente Médio apresenta menos risco de colapso de túneis, devido à prevalência de secas. A construção de túneis subterrâneos seria muito mais perigosa em climas tropicais onde chove regularmente, tornando a construção de túneis subterrâneos alinhados ao concreto acima do solo muito mais imperativa. Uma boa contingência para áreas urbanas seria o uso de hastes que penetram profundamente no solo em diferentes intervalos em uma cidade através de superfícies de concreto ou asfalto, permitindo uma possível detecção caso os escavadores levem em consideração a localização das superfícies de concreto ao construir um túnel. Estradas pavimentadas em áreas urbanas fornecem um aspecto de segurança para os túneis e um risco de segurança para as cidades, caso os militantes apliquem esse tipo de guerra.

Ao fazer referência aos lados 1 e 2 da saúde no que se refere ao poder aéreo e fortificações de túneis, podemos ruminar sobre os aspectos de propulsão e antigravidade do lado 1 como antagonistas diretos da construção subterrânea pró-gravidade no lado 2. Em propulsão e impulso, a pressão é aplicada à superfície antes de quebrar a força da gravidade. Essa pressão pode ser aplicada ao lado 2, pois acompanha a força gravitacional. Os efeitos posteriores devem definir o impulso e a propulsão no lado 1, uma vez que a gravidade é antagonizada na elevação. Vemos em colapsos de túneis como a pressão do solo pesado e úmido e a degradação das rochas circundantes têm um efeito primário. É análogo a como os sintomas decorrentes dos componentes do lado 2 pioram com a adição de outro componente do lado 2, ou vice-versa, os sintomas associados ao lado 1 pioram com a adição de outros componentes do lado 1. Vemos, neste caso, que a destruição contra o componente subterrâneo significa a aplicação de um componente semelhante desencadeando um efeito tóxico. No entanto, o vazio em um túnel pode ser aplicado ao lado um, pois contém ar, e a pressão gravitacional ao seu redor - como um componente do lado 2 - pode servir como antagonista direto. Se alinharmos nossa lista, ela deve ficar assim.

Lado 1 da saúde	Lado 2 da saúde
do poder aéreo	Estrutura subterrânea
Efeito ascendente da propulsão	Pressão descendente da propulsão
impulso	Empuxo Pressão descendente do
antigravitacional	Gravidade
voando	cavando
vazio em um túnel	ao redor do solo

Pode-se concluir que cavar um túnel sob a superfície da Terra é, na verdade, a aplicação de um componente do lado 1 contra o lado 2, já que o vazio criado traz oxigênio de cima da superfície. A própria construção do túnel torna-se resultado de uma ação contra as forças gravitacionais, principalmente quando escavado na horizontal. Isso exigiria que certas partes do processo de escavação estivessem no lado 1. Quanto maior o vazio, mais ele contribui para o componente do lado 1 do oxigênio acima da superfície. Correspondentemente, o efeito gravitacional do solo oco é muito menor do que o do solo muito denso. A densidade da Terra antagoniza as intenções antigravitacionais. A localização de alguém em um vazio subterrâneo está em posição de antagonismo com a própria gravidade, por isso, quando o solo se torna mais denso, a carga no túnel subterrâneo aumenta, colocando-o em risco. Com isso, podemos colocar o vazio dentro de um túnel no lado 1 e o solo circundante no lado 2. O antagonismo ao poder aéreo não é o túnel, mas é o solo subterrâneo ao redor do túnel. Podemos, portanto, presumir que o objeto aéreo teria que lidar com um maior grau de atração gravitacional quando posicionado acima de uma parte mais densa da Terra. Existem muitos mitos e lendas que falam de aeronaves que desaparecem ao navegar por determinados locais da Terra. Mesmo a esse respeito, pode-se supor que a aeronave pode ter encontrado algum terreno extremamente denso ou, em outro aspecto, terreno extremamente oco que poderia ter impulsionado a aeronave para o espaço sideral. Claro, esse exemplo é apenas uma conjectura em um cenário extremo.

A implicação de busca e destruição, sem a devida discriminação, pode prejudicar qualquer benefício de segurança incorrido. A proposta de busca, entrada e neutralização torna-se uma abordagem bastante plausível quando se leva em conta questões geopolíticas. A importância da discriminação neste tipo de guerra não pode ser subestimada. Na verdade, o uso muitas vezes indiscriminado de drones pelos EUA em lugares como a África e o Oriente Médio deu origem a agressões militantes e fomentou uma urgência internacional por táticas justas e maior precisão. Como a maioria das construções de túneis é iniciada de dentro de um edifício como forma de evitar a detecção, o aparato de segurança no local pode começar a fazer esforços para instalar sensores sísmicos, que detectam a vibração do solo da terra. Estes podem ser instalados em vários locais, não diferentes da forma como os semáforos são configurados em áreas urbanas. Isso funciona tanto no nível externo quanto no interno. O efeito da vibração da perfuração pode ser detectado por um sensor próximo, alertando as autoridades sobre a possível construção de um túnel na área. Esta abordagem tenta localizar o processo inicial de construção do túnel, o que pode ser mais viável do que tentar localizar túneis já construídos. Uma vez que britadeiras são normalmente usadas para construí-los, a detecção das vibrações subseqüentes do solo durante o aprimoramento no local de perfuração real é facilmente alcançada com a tecnologia atual. Sem esse aspecto acomodado em tal programa, um enorme vazio permaneceria se a tecnologia tentasse arriscar tempo e dinheiro em inovações que podem demorar um pouco para se desenvolver. O tempo adicional proporcionaria oportunidade para a construção de mais fortificações subterrâneas, uma perspectiva desfavorável do ponto de vista da segurança nacional. Concentrar-se primeiro na detecção de vibrações do solo desde o processo inicial de perfuração pode evitar a proliferação de redes subterrâneas. Há um aspecto de contenção nessa estratégia que deve ser considerado, mesmo que os militantes possam simplesmente contorná-la construindo túneis dentro de um túnel. Este argumento é apoiado pelo fato de que a existência de túneis no tempo presente ainda não atingiu um ponto crítico. O aparato de segurança tem tempo suficiente para iniciar o processo de prevenção, em oposição à eliminação das estruturas de túneis existentes. A ideia é que empregar o uso de sensores sísmicos em vários locais para detectar vibrações do solo em furos de perfuração é muito mais fácil do que tentar desenvolver tecnologia que detecte e localize túneis já em operação. Embora as barreiras sonoras possam teoricamente reduzir o efeito do ruído da perfuração, elas não podem impedir o aspecto de vibração que surgiria a partir dela. Deve-se presumir que o sinal de vibração do solo detectado pelo uso de britadeiras pode ser exibido em um dispositivo situado a uma certa proximidade. A instalação desse tipo de tecnologia requer pensar à frente junto com a aplicação antes do fato.

Uma tecnologia que poderia ajudar a detectar túneis operacionais seriam os sensores acústicos, assumindo que o túnel está totalmente operacional sem mais perfuração aplicada ao seu desenvolvimento. Passos seriam o único ruído que poderia revelar sua localização. No entanto, para que isso seja desenvolvido, seria necessário realizar sua própria construção de túneis e desenvolver algoritmos que considerassem os ruídos de passos em várias profundidades abaixo da superfície, juntamente com sua posição em relação ao sensor. O projeto envolveria a construção de vários túneis em várias profundidades com os sensores colocados em várias profundidades e distâncias dos passos. Cada sensor detectaria o ruído de passos em cada profundidade e distância. Algoritmos podem então ser desenvolvidos para identificar o ruído de passos e levar em consideração a distância/posição do sensor. Isso ajudaria no aspecto de discriminação de ruído da detecção precisa e permitiria localizar a posição exata do túnel. Uma métrica de distância deve ser formulada para aplicação em tempo real. Se vários sensores forem alertados, o algoritmo ou a métrica de distância deve permitir que alguém rastreie o caminho do túnel.

Embora existam desafios no uso de sensores acústicos para apreender o ruído de passos entre outros ruídos dentro de um determinado ambiente, o uso de sensores acústicos no subsolo facilitaria o processo de discriminação, presumindo que haja menos ruído de fundo no subsolo. É possível que esta tecnologia possa ser utilizada em conjunto com sensores sísmicos.

A violação pessoal de uma estrutura de túnel apresenta riscos significativos à saúde. Uma delas é a possibilidade de colapso do túnel sob carga sustentada. Mitigar as chances de estar no túnel durante um colapso viria de ficar de olho nos fatores climáticos, como a precipitação, que é a principal causa de colapsos de túneis. Fazer questão de evitar a excursão do túnel durante períodos de chuva forte aumenta a probabilidade de sobrevivência e reduz o risco de colapso enquanto estiver presente no túnel. Outra questão é a possibilidade de envenenamento por monóxido de carbono caso ocorra um incêndio no túnel. As máscaras de protecção não protegem contra o fumo. A inalação de vapores de etanol pode fornecer alguma proteção contra a exposição ao monóxido de carbono. Em um estudo envolvendo ratos, a intoxicação por etanol demonstrou ter um efeito protetor contra o envenenamento por monóxido de carbono. Essa ideia pode ser aplicada no subsolo se o etanol, que é um agente inflamável, for selado de forma segura e longe de qualquer contato com o fogo. Materiais inflamáveis são recomendados para serem armazenados em áreas onde haja forte ventilação. As estruturas subterrâneas, no entanto, geralmente carecem a esse respeito. A única solução alternativa é que os agentes entrem em túneis subterrâneos com álcool em seu sistema. A desvantagem disso é que o álcool contribuiria para reduções no julgamento e no tempo de reação no caso de uma emergência grave. Este não é o estado ideal para qualquer pessoa durante uma missão arriscada, mas é a única maneira de usar com segurança o efeito protetor do álcool contra o envenenamento por monóxido de carbono em um espaço fechado mal ventilado. Isso também oferece a ideia de que uma troca pode ser necessária - desistir de algum tempo de reação e julgamento em troca de um tempo prolongado nos túneis. Certamente, durante o processo de rompimento, vapores de etanol poderiam ser aplicados a aparelhos respiratórios. A importância de uma solução alternativa é mediada pelo fato de que o pessoal poderia permanecer no subsolo por muito mais tempo. Se voltarmos ao lado 1 e 2 da saúde, já vemos que o oxigênio e o álcool se colocam do mesmo lado, afirmando o álcool como proponente do oxigênio e antagonista dos elementos anti-oxigênio. Portanto, faz sentido entender por que o etanol, que é o principal ingrediente do álcool, forneceria proteção contra o envenenamento por monóxido de carbono. Da mesma forma, pode haver outros fatores no lado 1 que podem proteger uma pessoa em ambientes com pouco oxigênio.

Outro desafio das operações subterrâneas é a adequação dos equipamentos de comunicação. Os sinais são frequentemente perdidos em locais muito profundos sob a superfície da terra. Espessas camadas de terra embutidas entre o túnel e a superfície são o principal fator no bloqueio do sinal. Os sinais de rádio têm dificuldade em penetrar nessas camadas espessas, que obstruem as comunicações necessárias. Em ambientes urbanos, os sinais de rádio encontram obstrução semelhante em áreas onde o receptor está posicionado atrás ou acima de camadas espessas ou múltiplas de concreto. Nos arranha-céus, os repetidores de rádio devem ser instalados para que as comunicações cheguem ao pessoal localizado nas plataformas mais altas. O fortalecimento do sinal é um elemento-chave nas comunicações do túnel, no entanto, o pessoal pode encontrar estruturas subterrâneas onde esses intensificadores de sinal não estarão disponíveis.

O som viaja pelo ar, pela água e por muitas estruturas sólidas. Quando uma pessoa fala em um walkie-talke, esse som é convertido em ondas de rádio ou sinal e transmitido com a antena. Um walkie-talkie usando o mesmo canal pode receber essa transmissão com sua antena e decodificar o som do sinal. Em situações subterrâneas, o sinal transmitido é muitas vezes bloqueado pela espessa barreira de terra entre o túnel e a superfície. Uma solução criativa seria encontrar uma maneira de o som ser convertido em baixo ou vibração antes de ser convertido em um sinal de rádio e transmitido pela antena. A hipótese aqui é que o poder de penetração do sinal está diretamente relacionado ao poder de penetração do som. Um exemplo seria como o baixo da música ou da voz ainda pode ser ouvido atrás de uma barreira espessa, mesmo quando o som da voz ou da música não pode mais ser ouvido. Teria que haver uma correlação em que, como a porção de som convertida transmitida do sinal não poderia ser detectada pelo receptor, a porção de baixo convertida poderia. Assim como existe um ponto onde o som não pode ser ouvido além de uma certa espessura de uma barreira, correspondentemente deve haver um ponto onde o sinal de rádio não pode ser recebido além de uma certa espessura de uma barreira. Quando o baixo é aplicado ao som, o próprio som é decifrável além da barreira de bloqueio do som por meio da vibração causada pelo baixo. Pode-se presumir que essa vibração do baixo convertida em sinal de rádio permitiria uma transmissão que permitiria ao receptor captar o sinal da vibração do baixo além do limite do sinal de um som de voz regular, assim como o próprio baixo permitia o som a ser decifrado além do limite de onde o som poderia penetrar.

Várias pessoas relataram resultados positivos usando antenas planas em seus porões, uma área em prédios onde a recepção é um problema para vários dispositivos. Com base nessas informações, pode-se presumir que a montagem de antenas cada vez mais finas em dispositivos de comunicação pode ter um efeito positivo na detecção de sinais de túneis subterrâneos.
A montagem de antenas em um tubo de PVC é um método típico usado para aumentar a recepção do sinal. Incorporar esses fatores em

dispositivos de comunicação de túnel pode fornecer algum progresso em direção a eventuais avanços.

Nos dias atuais, o Oriente Médio é talvez o maior exemplo de como os túneis são eficazes contra as defesas urbanas. A partir do final de 2013, o ISIS conseguiu sitiar e ocupar grandes extensões de território no Iraque e na Síria antes da eventual intervenção dos EUA no Iraque em 2014 e da intervenção russa na Síria em 2015. Mesmo depois de vários bombardeios aéreos das Forças Aéreas dos EUA e da Rússia no Iraque e Síria, respectivamente, o ISIS ainda conseguiu sobreviver com o uso de túneis, mesmo lançando emboscadas bem-sucedidas contra as forças do regime sírio, em meio a seu número cada vez menor, prolongando assim o conflito e efetuando uma urgência por maior disciplina no campo de batalha. Muitas das forças armadas em todo o mundo reconheceram a ameaça e começaram a fazer concessões para lidar com o problema. Israel enfrenta o maior desafio de lidar com a ameaça de operações subterrâneas das forças inimigas. O Hezbollah e o Hamas fizeram uso de túneis de guerra e, em várias conjunturas, infiltraram-se com sucesso no território israelense. Israel reforçou sua defesa em resposta e usou tecnologia ao longo dos anos para localizar uma série de túneis transfronteiriços. Os perigos de sequestros, plantação de explosivos, tomada de reféns e cercos generalizados são representados pelo uso eficaz de túneis subterrâneos. No Ocidente, muitas estruturas subterrâneas foram construídas, mas principalmente para fins de contrabando de drogas e imigração. Há pelo menos uma ocorrência de um túnel sendo construído para um assalto a banco, que acabou desabando devido ao desabamento devido a fortes chuvas. Partes do túnel provavelmente alinhadas com o terreno de superfície composto de terra. Quando chovia, a água penetrava no solo e erodia a rocha ao redor do túnel, fazendo-o desabar. É provável que no futuro os túneis de ataque sejam construídos para alinhar com as áreas de concreto da superfície para reduzir o risco de colapso por chuvas fortes.

A questão das chuvas intensas traz à tona a importância de se conhecer o terreno superficial acima da estrutura do túnel. O terreno de superfície coberto com concreto ou palha corre menos risco de comprometer a estabilidade do túnel subterrâneo do que o terreno de superfície feito de solo ou terra comum. O concreto e a cobertura morta limitam o nível de água que pode penetrar no solo e nas rochas ao redor do túnel. Quando superexpostas à água, as rochas podem quebrar e causar o colapso do túnel.

Podemos apenas supor que muitos túneis de ataque não serão estabilizados com parafusos de rocha, o que diminui o risco de colapso do túnel. Os parafusos de rocha são simplesmente longos parafusos de ancoragem que são perfurados no teto de um túnel para reforçar a estabilidade e evitar o colapso da carga sustentada.

A tecnologia que permitiria ao pessoal subterrâneo detectar o tipo de terreno de superfície alinhado diretamente acima da posição do túnel poderia ajudar com os protocolos de segurança em relação às áreas instáveis da estrutura do túnel. Postulamos que áreas de túneis alinhadas com solo ou terreno de terra seriam áreas de alto risco de colapso. Áreas de túneis alinhadas com terrenos de superfície cobertos de concreto ou asfalto teriam menos risco de colapso.

As áreas de foco devem ser reduzidas a regiões onde a chuva é mínima, uma vez que menos chuva se correlaciona com menos risco de colapso do túnel. A falta de conhecimento sobre esse fator pode colocar em risco aqueles que embarcam em projetos de túneis em áreas mais tropicais se não improvisarem e levarem em conta a importância do alinhamento do túnel com o terreno coberto de concreto na estabilidade do túnel. No entanto, é importante observar que o concreto sofre erosão, mas de forma extremamente lenta. Pode levar centenas ou milhares de anos de exposição à chuva para começar a mostrar sinais de desgaste. Esta pode ser uma razão pela qual o Hamas usa cimento para seus túneis subterrâneos. No entanto, ainda há uma chance de colapso se a erosão da rocha circundante fora do túnel de concreto subterrâneo aumentar a carga geral no próprio concreto. O aumento da carga sustentada aumenta a quantidade de fluência e compromete a estabilidade geral do túnel.

Quem pretende imitar o Oriente Médio ou a fronteira mexicana na construção de estruturas subterrâneas deve levar em consideração que a falta de chuvas nessas áreas é um grande trunfo para a construção de túneis. Embarcar em tal empreendimento em áreas tropicais exigirá mais risco, tempo, equipamento, conhecimento e paciência.

A ideia ideal em relação ao rastreamento de túneis seria se eles pudessem ser discernidos a partir de imagens de satélite ou acima do radar de superfície. Foi mencionado antes que o maior inimigo natural contra os túneis subterrâneos é a chuva forte. Após pesquisas, verifica-se que o maior expositor natural de túneis subterrâneos são as dolinas. Se houver uma maneira de a vigilância detectar a presença de um sumidouro em seu aparato de exibição, isso pode levar a informações sobre a posição de um túnel. Dolinas expuseram a localização de inúmeras escavações subterrâneas. A tecnologia usada pela NASA para prever buracos com antecedência pode se correlacionar com a tecnologia usada para localizar túneis de sistemas de radar. Em 2014, a NASA usou uma tecnologia que refletia os sinais do solo e media as diferenças de fase das ondas que retornavam ao satélite. A deformidade da superfície da camada de solo moveu-se horizontalmente em direção a onde o sumidouro eventualmente se formou. Como resultado, as deformações da superfície horizontal tornam-se um indicador-chave da formação de sumidouros, permitindo a detecção remota de túneis.

Bibliografia

Leucocitose: Noções básicas de avaliação clínica por NEIL ABRAMSON, MD, e BECKY MELTON, MD, Baptist Regional Cancer Institute, Jacksonville, Flórida Am Fam Physician. 1 de novembro de 2000;62(9):2053-2060.

Instituto Gulbenkian de Ciência. "Mistério resolvido: como a hemoglobina falciforme protege contra a malária." ScienceDaily. ScienceDaily, 29 de abril de 2011.
<www.sciencedaily.com/releases/2011/04/110428123931.htm

Gatto I, Biagioni E, Coloretti I, et al. Reativação sanguínea do citomegalovírus em pacientes críticos com COVID-19: fatores de risco e impacto na mortalidade. Medicina Intensiva. 2022;48(6):706-713. doi:10.1007/s00134-022-06716-y

Mehdi Nouraie, Sergei Nekhai, Victor R Gordeuk. A doença falciforme está associada à diminuição do HIV, mas ao aumento das comorbidades HBV e HCV em registros de alta hospitalar nos EUA: um estudo transversal. Infecções sexualmente transmissíveis. 2012; 88: 528-533.

Fonte: https://sahlgrenska.gu.se/english/research/news-eventos/news-article//antioxidants-in-the-diet-can-worsen-cancer. cid1201629

Fonte: Wu QJ, Xiang YB, Yang G, Li HL, Lan Q, Gao YT, et al. Ingestão de vitamina E e risco de câncer de pulmão entre mulheres não fumantes: um relatório do Shanghai Women's Health Study. Int J Câncer. 2015;136:610-7. https://doi.org/10.1002/ijc.29016.

Fonte: Aumento do risco de leucemia entre pacientes com doença falciforme na Califórnia Ann Brunson, Theresa HM Keegan, Heejung Bang, Anjlee Mahajan, Susan Paulukonis, Ted Wun Blood. 28 de setembro de 2017; 130(13): 1597-1599. Pré-publicado online em 22 de agosto de 2017. doi: 10.1182/blood-2017-05-783233 PMCID: PMC5620417.

Fonte: Risco de neoplasias malignas individuais em pacientes com doença falciforme: estudo de ligação de registro nacional inglês. Seminog 00, Ogunlaja OI, Yeates D, Goldacre MJ JR Soc Med. agosto de 2016; 109(8):3039.

Fonte: Ecole Polytechnique Federale de Lausanne. "Tratar o câncer de cólon com vitamina A." ScienceDaily. ScienceDaily, 14 de dezembro de 2015. <www.sciencedaily.com/releases/2015/12/151214130400.htm>.

Lacy ME, Wellenius GA, Sumner AE, et al. Associação de traço falciforme com hemoglobina Ale em afro-americanos. JAMA. 2017;317(5):507-515. doi:10.1001/jama.2016.21035

Associação Internacional para o Estudo do Câncer de Pulmão. "Pacientes com câncer de pulmão com diabetes apresentam sobrevida prolongada." ScienceDaily. ScienceDaily, 18 de outubro de 2011. <www.sciencedaily.com/releases/2011/10/111017092235.htm>.

" -https://www.ascopost.com/News/59006.

Ullah H, Akhtar M, Hussain F.. Journal of Tumor 2015; 4(1): 354-358 Disponível em: URL: http://www.ghrnet.org/index.php/jt/article/view/1340.

https://bmccardiovascdisord.biomedcentral.com/articles/10.11.86/s12872-015-0047-8

Gabrielli M, Franza L, Bungaro MC, Cunzo TD, Esperide A, et al. (2020) Sangramento duodenal em paciente com Síndrome do Desconforto Respiratório Agudo Relacionado à Covid-19. Arch Gerontol Geriatr Res 5(1): 036-039. DOI: 10.17352/aggr.000024

Sanku K, Siddiqui A, Paul V, et al. (15 de março de 2021) Um caso incomum de sangramento gastrointestinal em um paciente com COVID-19. Cureu 13(3): e13901. doi:10.7759/cureus.13901

Chen T, Yang Q, Duan H. Um paciente grave com doença de coronavírus em 2019 com fatores predisponentes de alto risco morreu de sangramento gastrointestinal maciço: relato de caso. BMC Gastroenterol. 2020;20(1):318. Publicado em 29 de setembro de 2020. doi:10.1186/s12876-020-01458-x

Fonte: Universidade de Harvard. "Teste simples prevê risco de ataque cardíaco: glóbulos brancos soam um novo alarme." ScienceDaily. ScienceDaily, 25 de março de 2005. <www.sciencedaily.com/releases/2005/03/ 050323134019.htm>.

Baden, MY, Imagawa, A., Iwahashi, H. et al. Fatores de risco para morte súbita e parada cardíaca no início do diabetes mellitus tipo 1 fulminante. Diabetol Int 7, 281–288 (2016). https://doi.org/10.1007/s13340-015-0247-6

Fonte: Judith A. Whitworth, Relação entre contagem de glóbulos brancos e hipertensão incidente, American Journal of Hypertension, Volume 17, Edição 9, setembro de 2004, Página 861, https://doi.org/10.1016/j.amjhyper.2004.05. 021.

Zhang T, Jiang Y, Zhang S, e outros. A associação entre homocisteína e subtipos de AVC isquêmico em chinês: uma meta-análise. Medicina (Baltimore). 2020;99(12):e19467. doi:10.1097/MD.0000000000019467

Rongioletti M, Baldassini M, Papa F, Capoluongo E, Rocca B, Cristofaro RD, Salvati G, Larciprete G, Stroppolo A, Angelucci PA, Cirese E, Ameglio F. A homocisteinemia está inversamente correlacionada com a contagem de plaquetas e diretamente correlacionada com sE- e Níveis de sP-selectina em mulheres homozigotas para C677T metilenotetrahidrofolato redutase. Plaquetas. 2005 maio-junho;16(3-4):185-90. doi: 10.1080/09537100400020187. PMID: 16011963.

A homocisteína total elevada está associada ao aumento da ativação plaquetária no local da lesão microvascular: efeitos da administração de ácido fólico A. UNDAS, E. STĘPIEŃ, D. PLICNER, L. ZIELINSKI, W. TRACZ Primeira publicação: 26 de fevereiro de 2007 https://doi.org/10.1111/j.1538-7836.2007.02459.x

A deficiência de vitamina B12 e/ou folato é uma causa de macrotrombocitopenia Anupama Jaggia e Adrian Northern

Seyoum M, Enawgaw B, Melku M. Plaquetas sanguíneas humanas e vírus: mecanismo de defesa e papel na remoção de patógenos virais. Thromb J. 2018;16:16. Publicado em 17 de julho de 2018. doi:10.1186/s12959-018-0170-8

Associação do consumo de álcool com contagem de glóbulos brancos: um estudo de trabalhadores de escritório japoneses do sexo masculino N. Nakanishi, H. Yoshida, M. Okamoto, Y. Matsuo, K. Suzuki, K. Tatara https://doi.org/10.1046/j.1365-2796.2003.01112.x

(Efeito da suplementação de cafeína sobre variáveis hematológicas e bioquímicas em jogadores de futebol de elite sob condições de estresse físico Adriana Bassini-Cameron, Eric Sweet, Altamiro Bottino, Christina Bittar, Carlos Veiga e Luiz-Claudio Cameron doi:10.1136/bjsm.2007.035147).

Estado hiperdopaminérgico no alcoolismo Natalie Hirth, Marcus W. Meinhardt, Hamid R. Noori, Humberto Salgado, Oswaldo Torres Ramirez, Stefanie Uhrig, Laura Broccoli, Valentina Vengeliene, Martin Roflmanith, Stephanie Perreau-Lenz, Georg Kohr, Wolfgang H. Sommer, Rainer Spanagel, Anita C. Hansson Proceedings of the National Academy of Sciences fevereiro de 2016, 201506012; DOI: 10.1073/pnas.1506012113.

Fonte: Beber um pouco de uísque pode realmente ajudar a aliviar os sintomas do resfriado - por Kate Bratskier, do HuffPost.

Fonte: WebMD Medical Reference Revisado por James Beckerman, MD, FACC em 10 de outubro de 2017.

Exemplo: Consumo habitual de café e pressão arterial: uma perspectiva epidemiológica. Geleijnse JM1. PMID:19183744 PMCID:PMC2605331 DOI: 10.2147/vhrm.s3055.

A cafeína do chá e do café reduz a pressão arterial: os pesquisadores dizem que 4 xícaras por dia fazem a ação por Samantha Olsen de www.medicaldaily.com.
"Síndrome metabólica induzida por tratamento anticancerígeno em sobreviventes de câncer infantil" Hee Won Chueh, MD, PhD Jae Ho Yoo, MD, PhD Ann Pediatr Endocrinol Metab. junho de 2017; 22(2): 82-89.

LDL-C não causa doença cardiovascular: uma revisão abrangente da literatura atual Uffe Ravnskov, Michel de Lorgeril, David M Diamond, Rokuro Hama, Tomohito Hamazaki, Bjorn Hammarskjold, Niamh Hynes, Malcolm Kendrick, Peter H Langsjoen, Luca Mascitelli, Kilmer S Mccully, Harumi Okuyama ORCID Icon, Paul J Rosch, Tore Scherstein, Sherif Sultan e Ralf Sundberg Publicado online: 11 de outubro de 2018.

Colégio Americano de Cardiologia. "Baixo colesterol LDL está relacionado ao risco de câncer." ScienceDaily. ScienceDaily, 26 de março de 2012. <www.sciencedaily.com/releases/2012/03/120326113713.htm>.

Setor K Kunutsor, Samuel Seidu, Kamlesh Khunti. Estatinas e prevenção primária de tromboembolismo venoso: uma revisão sistemática e metanálise. The Lancet Hematology, 2017; DOI: 10.1016/S2352-3026(16)30184-3.

https://www.henryford.com/news/2020/07/hydro-treatment-study

https://www.webmd.com/lung/news/20200827/blood-thinnersmay-increase-covid-survival-rates

https://www.fiercebiotech.com/research/how-covid-19-could-be-crippled-by-age-old-blood-thinner

https://www.reuters.com/article/us-health-coronavirus-remdesivir/gileadfda-could-expand-remdesivir-use-despite-mixed-dataidUSKBN25H2CT

Nagy IZ, Lustyik G, Nagy VZ, Zarándi B, Bertoni-Freddari C. Proporções intracelulares de Na+:K+ em células cancerígenas humanas reveladas por microanálise de energia dispersiva de raios-x. J Cell Biol. 1981;90(3):769-777. doi:10.1083/jcb.90.3.769

Mahmud R, Rahman MM, Alam I, Ahmed KGU, Kabir AKMH, Sayeed SKJB, Rassel MA, Monayem FB, Islam MS, Islam MM, Barshan AD, Hoque MM, Mallik MU, Yusuf MA, Hossain MZ. Ivermectina em combinação com doxiciclina para tratar os sintomas de COVID-19: um estudo randomizado. J Int Med Res. 2021 maio;49(5):3000605211013550. doi: 10.1177/03000605211013550. PMID: 33983065; PMCID: PMC8127799.

Krolewiecki A, Lifschitz A, Moragas M, Travacio M, Valentini R, Alonso DF, Solari R, Tinelli MA, Cimino RO, Álvarez L, Fleitas PE, Ceballos L, Golemba M, Fernández F, Fernández de Oliveira D, Astudillo G, Baeck I, Farina J, Cardama GA, Mangano A, Spitzer E, Gold S, Lanusse C. Efeito antiviral da ivermectina em altas doses em adultos com COVID-19: um estudo randomizado de prova de conceito. EClinicalMedicine. 18 de junho de 2021;37:100959. doi: 10.1016/j.eclinm.2021.100959. Errata em: EClinicalMedicine. 2021 set;39:101119. PMID: 34189446; PMCID: PMC8225706.

O efeito do tratamento precoce com ivermectina na carga viral, sintomas e resposta humoral em pacientes com COVID-19 não grave: um ensaio clínico randomizado piloto, duplo-cego, controlado por placebo Carlos Chaccour
Aina Casellas Andrés Blanco-Di Matteo Iñigo Pineda Alejandro Fernandez-Montero Paula Ruiz-Castillo Mary-Ann Richardson Mariano Rodríguez-Mateos Carlota Jordán-Iborra Joe Brew Francisco Carmona-Torre Miriam Giráldez Ester Laso Juan C. Gabaldón-Figueira Carlota Dobaño Gemma Moncunill José R. Yuste Jose L. Del Pozo N.Regina Rabinovich Verena Schöning Felix Hammann Gabriel Reina Belen Sadaba Mirian Fernández-Alonso
Publicação de acesso aberto: 19 de janeiro de 2021 DOI: https://doi.org/10.1016/j.eclinm.2020.100720

Borm CDJM, Smilowska K, de Vries NM, Bloem BR, Theelen T. How I do it: The Neuro-Ophthalmological Assessment in Parkinson's Disease. J Parkinson Dis. 2019;9(2):427-435. doi:10.3233/JPD-181523

1.Lide, David R., editor. CRC Handbook of Chemistry and Physics, 88ª edição. Boca Raton, Flórida: Taylor & Francis Group, 2008.

2.Yaws, Carl L. O Manual de Propriedades Físicas de Yaws para Hidrocarbonetos e Produtos Químicos. Houston, TX: Gulf Publishing Company, 2005.
3."Flúor." Tabela Periódica Chemicool. chemicool. com. 16 de outubro de 2012. Web. 14/10/2020 <https://www.chemicool.com/ elements/ fluorine.html>.

Jansson B. Potássio, sódio e câncer: uma revisão. J Environ Pathol Toxicol Oncol. 1996;15(2-4):65-73. PMID: 9216787

https://ccr.cancer.gov/news/article/high-levels-of-potassium-inside-tumors-suppressimmune activity#:~:text=Potassium%20released%20de%20morto%20tumor,tumores%20evadem%20%20%20%20defesas do corpo.

Academia de Ciências de Nova York (2019). Programas nacionais de controle e prevenção para distúrbios de deficiência de tiamina: Materiais de referência técnica. Nova Iorque.

Deficiência de tiamina e malária em adultos do sudeste asiático 13, 1999 DOI: https://doi.org/10.1016/S0140-6736(98)06316-8

Kim J, Lee JJ, Kim J, Gardner D, Beachy PA. O arsênico antagoniza a via Hedgehog impedindo o acúmulo ciliar e reduzindo a estabilidade do efetor transcricional Gli2. Proc Natl Acad Sci US A. 2010 Jul 27;107(30):13432-7. doi: 10.1073/pnas.1006822107. Epub 2010 12 de julho. PMID: 20624968; PMCID: PMC2922148.

Borio L, Frank D, Mani V, et al. Morte por antraz inalatório relacionado ao bioterrorismo: relato de 2 pacientes. JAMA. 2001;286(20):2554–2559. doi:10.1001/jama.286.20.2554

Jeremy Sobel, Botulism, Clinical Infectious Diseases, Volume 41, Edição 8, 15 de outubro de 2005, Páginas 1167–1173, https://doi.org/10.1086/444507

https://www.health.harvard.edu/a_to_z/plague-yersinia-pestis-a-to-z

A Fábrica do Apocalipse: Plutônio e a Criação da Era Atômica por Steve Olson

https://medicine.iu.edu/news/2020/04/Types-of-vitamin-Econsumed-by-children-linked-to-lung-function

https://www.cdc.gov/mmwr/volumes/68/wr/mm6847e1.htm

https://www.gavi.org/vaccineswork/covid-19-vaccine-race

https://en.wikipedia.org/wiki/Pfizer%E2%80%93BioNTech_COVID-19_vacina

https://www.gavi.org/vaccineswork/there-are-four-types-covid19-vaccines-heres-how-they-work

https://pubmed.ncbi.nlm.nih.gov/9875229/

https://journals.plos.org/plosone/article?id=10.1371/jornal.pone.0217509

Hakamifard A, Soltani R, Maghsoudi A, Rismanbaf A, Aalinezhad M, Tarrahi MJ, Mashayekhbakhsh S,
Dolatshahi K. O efeito da vitamina E e vitamina C em pacientes com pneumonia por COVID-19; um ensaio clínico randomizado controlado. Imunopatol Persa. 2021;7(2):e0x.
DOI:10.34172/ipp.2021.xx

https://www.cdc.gov/vaccines/covid-19/health-departments/breakthrough-cases.html
A expressão de GLUT1 em tumores promove a sobrevivência de células cancerígenas
https://cancerres.aacrjournals.org/content/65/9_Supplement/531,4

(VPM significativamente maior encontrado em pacientes diabéticos).
https://www.ncbi.nlm.nih.gov/pmc/articles/PMC3425267/

(Diabetes diminui a expressão de GLUT1 na retina e seus microvasos, mas não no córtex cerebral ou em seus microvasos)
https://pubmed.ncbi.nlm.nih.gov/10866055/

(Volume médio de plaquetas como um possível biomarcador de progressão tumoral em câncer retal)
https://pubmed.ncbi.nlm.nih.gov/27802192/

http://www.ijpab.com/form/2017%20Volume%205,%20issue%206/IJPAB-2017-5-6-208-214.pdf

https://www.webmd.com/heart-disease/guide/homocysteinerisk

https://www.ahajournals.org/doi/pdf/10.1161/01.CIR.0000165142.37711.E7

Correlação MPV-B12
https://jag.journalagent.com/actamedica/pdfs/ACTAMED-43434-ORIGINAL_ARTICLE-AKTAS.pdf

Homocisteína prediz pneumonia hospitalar)
https://pubmed.ncbi.nlm.nih.gov/33319686/

Miopericardite complicada por embolia pulmonar em paciente imunocompetente com infecção aguda por citomegalovírus: relato de caso
https://www.ncbi.nlm.nih.gov/pmc/articles/PMC3999874/

https://todaysveterinarypractice.com/todays-technicianpediatric-wellness-care-vaccine-protocols-parasitemanagement-zoonotic-disease-prevention/

https://www.aap.org/en-us/Documents/immunization_overwhelm.pdf

https://www.cdc.gov/coronavirus/2019-ncov/vaccines/secondshot.html

https://academic.oup.com/cid/article/40/5/683/364547

https://academic.oup.com/ofid/article/5/10/ofy262/5139648 (suscetibilidade CMV)

https://academic.oup.com/emph/article/9/1/83/6128681

Imunossupressão intensiva reduz mortes na síndrome da tempestade de citocinas associada à covid-19, segundo estudo
BMJ 2020; 370 doi: https://doi.org/10.1136/bmj.m2935 (Publicado em 22 de julho de 2020) https://www.bmj.com/content/370/bmj.m2935

Tocilizumabe em pacientes hospitalizados com pneumonia grave por Covid-19
Ivan O. Rosas, MD, Norbert Bräu, MD, Michael Waters, MD, Ronaldo C. Go, MD, Bradley D. Hunter, MD, Sanjay Bhagani, MD, Daniel Skiest, MD, Mariam S. Aziz, MD, Nichola Cooper, MD, Ivor S. Douglas, MD, Sinisa Savic, Ph.D., Taryn Youngstein, MD, et al.
https://www.nejm.org/doi/full/10.1056/NEJMoa2028700

https://knowablemagazine.org/article/health-disease/2017/norovírus-perfeito-patógeno

https://arstechnica.com/science/2018/04/weve-found-the-cellsnorovirus-targets-we-just-dont-know-what-they-do/

Roth AN, Karst SM. Mecanismos de norovírus de antagonismo imunológico. Curr Opin Virol. 2016;16:24-30. doi:10.1016/j.coviro.2015.11.005

Holm CK, Jensen SB, Jakobsen MR, et al. Fusão vírus-célula como gatilho da imunidade inata dependente do adaptador STING. Nat Immunol. 2012;13(8):737-743. Publicado em 17 de junho de 2012. doi:10.1038/ni.2350

https://www.nature.com/articles/s41577-021-00526-x

Silenciamento reversível de genomas de citomegalovírus por interferon tipo I governa a latência do vírus , Publicado: 20 de fevereiro de 2014
https://doi.org/10.1371/journal.ppat.1003962

Holm CK, Jensen SB, Jakobsen MR, et al. Fusão vírus-célula como gatilho da imunidade inata dependente do adaptador STING. Nat Immunol. 2012;13(8):737-743. Publicado em 17 de junho de 2012. doi:10.1038/ni.2350

https://www.nature.com/articles/s41577-021-00526-x

https://journals.plos.org/plospathogens/article?id=10.1371/jornal.ppat.1003962

https://www.hindustantimes.com/india-news/first-phase-trialof-covaxin-india-s-covid-19-vaccine-starts-on-375-people-report-story-B6PjvEIG802stUjuuYXxGJ.html

https://www.pennmedicine.org/news/news-releases/2017/outubro/norovírus-evades-sistema-imunológico-ocultando-células-intestino-raras

https://academic.oup.com/emph/article/9/1/83/6128681

https://www.bmj.com/content/370/bmj.m2935

https://www.nejm.org/doi/full/10.1056/NEJMoa2028700

https://knowablemagazine.org/article/health-disease/2017/norovírus-perfeito-patógeno

https://arstechnica.com/science/2018/04/weve-found-the-cellsnorovirus-targets-we-just-dont-know-what-they-do/

Klein JR, Raulet DH, Pasternack MS, Bevan MJ. Os linfócitos T citotóxicos produzem interferon imune em resposta ao antígeno ou mitógeno. J Exp Med. 1 de abril de 1982;155(4):1198-203. doi: 10.1084/jem.155.4.1198. PMID: 6174673; PMCID: PMC2186637.

https://portal.ct.gov/vaccine-portal/Vaccine-Knowledge-Base/Articles/mRNA-vs-Viral-Vector?language=en_US

Changotra H, Jia Y, Moore TN, Liu G, Kahan SM, Sosnovtsev SV, Karst SM. Os interferons tipo I e tipo II inibem a tradução de proteínas de norovírus murino. J Virol. 2009 jun;83(11):5683-92. doi: 10.1128/JVI.00231-09. Epub 2009 18 de março. PMID: 19297466; PMCID: PMC2681988.

Índice

A

actínio prateado
66
adaptativo
7–12, 14
imunidade adaptativa
7, 8, 10–12, 14
consultivo
2
África
1, 11, 80
AIDS
21, 22
álcool
43–47, 49, 53, 58, 61, 64, 66, 82, 83
Alergia
34
alfa-tocoferol
33, 34
Alumínio-branco-prateado
66
América
8, 53, 74
anosmia
54
antraz
59, 60, 62, 63
estágio de antraz
61, 64, 66
antibióticos
63
anticâncer
48
anticoagulante
31, 32
anticoagulação
32
antiparasitário
53
antiviral
52, 54

asfixia
69
AstraZeneca
1
atletas
3

B

Bangladesh
54
Bário
69
Índia
8
covaxina da bharat biotech
8
bioquímico
47
biológico
26, 59, 61, 62
biomarcadores
13, 29
bioterrorismo
63
anticoagulantes
40
tutano
13
botulínica
61, 62
botulismo
61–64, 66
cérebro
19, 21, 44, 51, 57, 62
avanço
1, 10
casos inovadores
1
avanço covid
10

bubônico
63, 64, 66
praga bubÔnica
63, 64, 66

C

cafeína
4, 43–47, 49, 53, 58, 61, 64, 66
cálcio
37, 43–47, 49, 53, 58, 61, 64, 66
Califórnia
23
Câncer
18, 19, 23–28, 31, 36, 37, 39, 41–43, 46–49, 53, 55–59, 61, 64, 66, 69
cancerígeno
55
cardíaco
2, 3, 35–37, 43, 46–50, 53, 58, 61, 64, 66
parada cardíaca
35, 50
morte cardíaca
2, 3
evento cardíaco
48
problemas cardíacos
35
cardiogênico
35–37, 43, 46, 47, 49, 53, 58, 61, 64, 66
caroteno
24–28, 31, 36, 37, 43, 46, 47, 49, 53, 58, 61, 64, 66
cenouras
24, 25
CDC
2, 3, 5, 8, 18, 19, 40, 59
Cedars-Sinai
3
célula
9–11, 14, 15, 18–28, 31, 34–37, 39, 43–47, 49, 53, 55, 58–61, 64–66, 68
celular

9, 10, 15
maquinaria celular
9, 15
Produtos químicos
65
catapora
6
China
1, 17, 38
colesterol
35, 37, 38, 46–49, 53, 58, 61, 64, 66
Cigarro
23
clima
76, 82
coágulos
2–6, 13, 29, 31, 32, 40, 42, 48, 49, 51
coagulação
5, 13, 32, 41, 46, 48, 55, 59
CMV
1, 3, 4, 6, 10, 11, 28, 40
reativação cmv
1, 3, 4, 6, 11, 28, 40
coagulação
28
café
45, 56
colapso
75, 78, 79, 82, 84, 85
desmorona
76, 79, 82, 85
cólon
24, 25, 27
comunistas
17
complicações
3, 4, 11, 30, 41, 57
conspiração
2, 3
teorias de conspiração
2
Teórico da Conspiração
3
constipação
56, 62

controvérsia
40
coronavírus
1, 5, 8, 9, 15, 18–22, 28, 30, 31, 35–39, 42–49, 51–54, 58, 60, 61, 64, 66
antiterrorismo
76
Covaxina
8
Covid
2, 8, 10, 28, 29, 32, 34, 39, 42, 51
criogênico
70, 71
citocina
12, 13, 15, 38
citocinas
12, 37
citomegalovírus
1, 4, 6, 10, 31
citoplasma
9

D

d-alfa
34
d-alfa tocoferol
34
perigos
51, 78, 84
morte
2–5, 7, 8, 10, 11, 19, 28, 30, 35, 50, 51, 60–63
mortes
2, 3, 5, 28, 34
Descongestionantes
45
deficiências
20
deficiência
16, 17, 41, 42, 44, 56, 57, 62, 68, 69
delta
1, 2, 8
variante delta
1, 2, 8
depressão
36, 37, 43, 46, 47, 49, 53, 58, 61, 64, 66
diabetes
25–27, 35, 36, 38, 42
diarréia
12, 14, 19, 63
dieta
23, 24, 27
doença
1, 4, 8, 12, 18, 20–24, 29–32, 34, 46, 48, 49, 54, 56, 59, 62–64, 66
doenças
14, 21, 22, 55, 60
tontura
4, 62
dl-alfa tocoferol
34, 38
DNA
59
dopamina
36, 37, 43, 44, 46, 47, 49, 53, 58, 61, 62, 64, 66
dopaminérgico
62
regulação negativa
39
doxiciclina
54
bebendo
24, 50, 51
drogas
33, 35, 44–46, 74
dispneia
60

E

ebola
11, 12, 18, 19, 21, 22, 45, 46, 59, 60, 62, 63
Estágio do Ebola

28, 31, 36, 37, 43, 46, 47, 49, 53, 58, 61, 64, 66
eficácia
1, 32
elementos
65, 69–72, 75, 83
embolias
49
Endocrinologia
48
enzimas
9, 53, 58, 61, 64, 66
etanol
82, 83
AVALI
33, 34
exposição
3, 7, 82

F

esquerda longínqua
3
extrema-direita
3
efeitos adversos fatais
2
casos fatais relacionados à hidroxicloroquina
50
doença cardíaca fatal
34
fadiga
1, 4, 15, 20, 32–34, 38, 54
FDA
54
fecal-oral
14
fezes
44
fissão
69–72
tipo gripe
50, 52, 68

doença semelhante à gripe
50, 68
doenças semelhantes à gripe
52
folato
41
alimentar
62
patógeno estranho
7, 9, 11, 15
fungo
8
fusão
9, 10

G

gama-tocoferol
33, 34
sangramento gastrointestinal
30
sangramento gastrointestinal
29–32
complicação gastrointestinal
31
doenças gastrointestinais
14
distúrbio gastrointestinal
14
inflamação gastrointestinal
14
problemas gastrointestinais
19
problemas gastrointestinais
18, 19
doença gastrointestinal
20
vírus gastrointestinal
12
vírus gastrointestinais
11, 12
gastroproblemas
52
gastro-relacionado

59, 62, 63
cápsula de gel
34
gene
24–26
glicose
25, 37–39, 42
gravímetros
74
gravitacional
74, 79, 80
Guillain-Barré
6

H

hemorragia
31
hemorrágico
30
complicações hemorrágicas
30
hemorragia
32
Hamas
73–75, 77, 84, 85
endurecimento das artérias
40, 41
VHB
22
AVC
22
HDL
47–49, 53, 58, 61, 64, 66
colesterol HDL
47–49, 53, 58, 61, 64, 66
dor de cabeça
18, 20, 52, 54
relacionado ao coração
50
efeitos colaterais relacionados ao coração
50
aquecer

64–66, 69, 70
hematologico
24
Hematologia
49
heparina
51, 53, 58, 61, 64, 66
herpesvírus
6
Hezbollah
84
alto risco
30
história
73, 78
farsa
2
homocisteína
4, 32, 39–41, 43, 46, 47, 49, 53, 58, 61, 64, 66
homocisteinemia
41
hidroxicloroquina
32, 39, 50–53, 58, 61, 64, 66
hiperdopaminérgico
44
hiperhomocisteinemia
4, 40, 41
hipoglicemia
39, 50, 51
hipotensão
36, 60

EU

icêmico
40
AVC
40
IgG
54
títulos de igg
54
doenças

10, 42, 52, 63
imune
6–15, 18, 35, 37, 39, 42
ativação imunológica
7, 10
barreiras imunológicas
7
células imunes
12, 37
defesa imunológica
37
mediadores imunológicos
12
resposta imune
7–15, 35, 39
respostas imunes
12
supressão imunológica
6
sistema imunológico
6, 10–12, 15, 18, 37
imunidade
6–8, 10–12, 14
imunocomprimido
6
imunodeficiência
21
imunossupressores
23
imunossupressor
55
imunossupressão
4, 6, 11, 42
implicações
44, 77
Índia
1, 8
ineficaz
73, 76, 77
gripe
36–39, 42
EM R
30–32
níveis inr
30, 32

insulina
26–28, 31, 36, 37, 43, 46, 47, 49–53,
58, 61, 64, 66
insurgente
73
interferon
7–10, 14–16, 23, 28, 31, 36, 37, 43, 46,
47, 49, 53, 58, 61, 64, 66
interferons
8, 9, 23
intracelular
12, 55
AVC isquêmico
40, 41
Estado Islâmico
73–75, 84
isótopos
71
Israel
73, 74, 77, 78, 84
Ivermectina
10, 33, 53, 54

J

Jano
12
inibidores de janus quinase
12
icterícia
21
Jihadista
77
vacina johnson & johnson
5

k

célula t assassina
55
células T assassinas
55
Krypton
69

eu

Lanceta
49, 56
leucocitose
59
lipóico
33
ácido lipoico
33
fígado
22, 38, 39, 53, 54, 58, 61, 64, 66
pulmões
23, 39, 51, 63
linfa
63
gânglios linfáticos
63

M

macrófagos
39
magnésio
37, 38, 43, 46, 47, 49, 53, 58, 61, 64, 66
mascarar
2, 77
mascaramento
3, 10
máscaras
82
Massachusetts
1
mecanismos
36, 39, 42, 48, 55, 59
membrana
9–11
pesado de mercúrio
67
metástase
24
metionina
40, 41
metodologia
73
metilenotetrahidrofolato
41
México
75
micro nutriente
56
militares
73
Moderna
1, 5
monócitos
39
mononucleose
6
solução multivariada
9
miocardite
3, 4, 6, 10
induzida por miocardite
4
morte súbita induzida por miocardite
4
relacionado com miocardite
11
morte súbita relacionada à miocardite
11

N

nacetilcisteína
23
náusea
12, 14, 19, 38, 43–45, 52, 54, 58, 62, 63
Neptúnio
70, 71
neurológico
3, 4, 40, 41, 62
efeitos colaterais neurológicos e cardíacos

3
problemas neurológicos
41, 62
sintomas neurológicos
4, 40
neurotransmissores
61, 62
nêutrons
69–71
nós
63
norovírus
12, 14, 15
Norovírus
12
nuclear
69, 71, 72
nutrientes
38, 58
nozes
25

O

obesidade
55
ofuscação
2
ofuscação de informações
2
Omicron
10
subvariante omicron
10
operacional
76, 78, 81
superprodução
23
superprodução de glóbulos brancos
23
oxigênio
20, 33, 35, 40, 48, 60, 69, 71, 75–77, 80, 82, 83

P

palestino
77
Palladium-prateado-branco
67
pandemia
1, 3, 33
parkinson
62
Mal de Parkinson
62
patógeno
7–9, 11, 15, 16
patogênese
1, 12
Pfizer
1, 2, 5, 40
PfizerBioNtech
1
porta-voz da pfizer
2
vacina pfizer
5, 40
fósforo
67
físico
16, 27, 65
fisiologia
51
plaquetária
5, 6, 13, 14, 27–29, 31, 32, 36, 37, 39–43, 46, 47, 49, 53, 58, 61, 64, 66
ativação plaquetária
31, 32, 41
Agregação de plaquetas
31
contagem de plaquetas
5, 6, 13, 14, 28, 29, 40–42
contagem de plaquetas
28, 40
reatividade plaquetária
29

plaquetas
6, 13, 14, 26, 29, 31, 32, 42
tamanho das plaquetas
31
volume de plaquetas
6, 13, 14, 28, 29, 31, 32, 36, 37, 39–41,
43, 46, 47, 49, 53, 58, 61, 64, 66
pneumonia
38, 41
tóxico
71
envenenamento
77, 82, 83
pós-vacinação
5
sintomas pós-vacinação
5
potássio
4, 52–55, 58, 61, 64, 66
precipitação
76, 78, 82
pró-coagulação
32
proliferação
24, 26, 81
prótons
69, 70
pulmonar
4, 37
embolia pulmonar
4

Q

quarentena
2

R

radar
74, 77, 78, 86
radioativo
69, 70
rádio-branco
67
receptores
9, 10, 15
retal
56
alívio
30, 56
remdesivir
52–54, 58, 61, 64, 66
pesquisar
13, 15, 19, 21, 23, 28, 34, 37, 40, 42,
43, 46, 48, 50, 51, 53, 55, 56, 68, 86
invertendo
27, 39
reversão do câncer de cólon
27
revertendo alta homocisteína
39
foguetes
77
rotavírus
14
Rússia
17, 73

S

segurança
3, 85
segurança da vacina
3
Ciência
2, 26
Selênio
68
septicêmico
63, 64, 66
peste septicêmica
63, 64, 66
sérum
40, 42
homocisteína sérica
40
casos graves de ardas

31
covid grave
2–5, 13, 14, 28, 29, 31, 32
gastrintestinal grave
30
hiper-homocisteinemia grave
4
falciforme/malária
21
anemia falciforme
20–22, 24, 25, 28, 31, 36, 37, 43, 46, 47, 49, 53, 58, 61, 64, 66
anemia falciforme
22–24
efeitos colaterais
50
dolinas
86
pele
4, 21, 24, 62
Varíola
59
contrabando
73, 74, 76, 84
solução
9, 16, 18, 32, 71
solução para o coronavírus
9
espectroscopia
70
estágio
18, 19, 21, 22, 27, 59, 60, 63, 73
estágio 2 ebola
22
fase do ebola
18, 19, 59
golpes
34
estudos
24–26, 28, 29, 31–33, 35, 38–40, 43, 45, 47, 50, 51, 53–55, 59, 65, 69
estudar
1, 4, 6, 10, 14, 21–27, 29, 30, 33–36, 38, 40–42, 44, 45, 48–52, 54–56, 62, 68, 78, 82

subatômico
71
subvariante
10
sintomas) baixo volume médio de plaquetas
64, 66
sintomas de anemia, fraqueza e
20
sintomas de inalação de antraz são
59
sintomas de constipação e fibrose
56
sintomas de tosse, fadiga, febre
54
os sintomas da infecção por covid-19 são
1
sintomas de deficiência de dopamina e
62
sintomas de níveis elevados de homocitotina
4
sintomas de febre/fraqueza muscular
22
sintomas de hiper-homocisteinemia espelham aqueles
4
os sintomas da peste septicêmica são
63
sintomas da gripe/coronavírus
18, 36
sintomas dominando e suprimindo o
19
sintomas relacionados a um iminente
43
sintomas decorrentes do vírus
17

sintomas simultaneamente com vitamina a
20
sintomas como danos nos nervos
61
síndrome
1, 4, 6, 10, 11, 21, 28, 30, 47, 48

T

células t
12, 55
terrorismo
78
terapêutico
14, 30–32
tiamina
56–58, 61, 64, 66
trombocitopenia
4, 5, 28, 41, 42
tromboembolismo
28, 49
trombose
4, 5, 30, 40, 41
trombose e trombocitopenia
4
trombose com trombocitopenia
5, 41
trombótico
28
tireoide
24
formigamento
4
sensações de formigamento
4
tocoferol
33, 34, 38
toxicidade
30, 56, 68
transfusão
11
transcriptoma
15

tratamentos
5, 6, 50, 54
trióxido
57
Trondheim
26
túneis
73–79, 81, 82, 84–86
interferon tipo 1
7–10, 14–16, 23, 28, 31, 36, 37, 43, 46, 47, 49, 53, 58, 61, 64, 66
Diabetes tipo 2
26, 27, 35, 42

você

não vacinado
2, 7, 8
regulação positiva
39, 42

V

vacinado
1, 2, 4, 5, 7, 8, 10, 36
vacinação
3–5, 10, 11, 33, 36
vacinas
6, 8
induzido por vacina
6
eventos adversos induzidos por vacina
6
VAERS
2, 5
vaers) a partir de dezembro
5
sistema de relatórios vaers
2
efeitos adversos da vacina vaers
2
Cigarro eletrônico
33, 34

variantes
8, 11
veganos
47, 48
virulência
12
fator de virulência 1 (vf1) proteína
12
vírus
2, 3, 7–10, 12, 14–22, 37–39, 42, 51
célula de vírus
10
fusão vírus-célula
10
vírus
7–9, 11, 12, 16, 17
vitamina A
18–22, 24–28, 31, 36, 37, 43, 46, 47, 49, 53, 58, 61, 64, 66
vitamina a (beta caroteno
28, 31, 36, 37, 43, 46, 47, 49, 53, 58, 61, 64, 66
vitamina A e câncer
24
vitamina b
4, 39–42, 56
vitamina b12 (cobalamina
40
a vitamina b12 também ajuda
40
a vitamina b12 essencialmente quebra
40
a vitamina b12 tem
39, 40
a vitamina b12 é
39
lojas de vitamina b12
42
vitamina C
4, 32, 33, 37–41, 43, 46, 47, 49, 53, 58, 61, 64, 66
vitamina c 1000mg
32
a vitamina c pode regular negativamente
39
a vitamina c pode regular positivamente
39
ingestão de vitamina c
38
vitamina c baixa homocisteína
43, 46, 58, 66
vitamina D
36–38, 43, 46, 47, 49, 51–53, 58, 61, 64, 66
vitamina d depressão
49, 53, 64, 66
estágio de ebola da vitamina d
61
vitamina e
1, 18–23, 25, 28, 29, 32–34, 38, 39, 41, 43, 46, 47, 49–51, 53, 58, 61, 64, 66
vitamina k
30, 32, 39, 43, 46–49, 53, 58, 61, 64, 66
vitaminas
4, 16–18, 38, 50, 58
V-safe
5
dados v-seguros
5

C

guerra
73–75, 79, 80, 84
varfarina
29–32
glóbulos brancos
26
glóbulos brancos
60
glóbulos brancos
18–23, 27, 28, 46, 59, 60
Quem
3, 4, 6, 10, 12, 14, 19, 21, 23–27, 30, 33, 45, 51, 73, 75, 77, 78

mulheres
23, 34, 45
Organização Mundial de Saúde
1
wuhan
1, 30, 38
segunda guerra mundial
16, 17, 70, 73

x

raio X

55

Y

bouba
65

Z

zinco
38, 39, 43, 46, 47, 49, 53, 58, 61, 64, 65, 68, 69

www.ingramcontent.com/pod-product-compliance
Lightning Source LLC
Chambersburg PA
CBHW031436210526
45464CB00005B/2223